Die

aetiologische Therapie und Prophylaxis

der

Lungentuberculose.

Von

Dr. Hans Buchner.

München und Leipzig.
Druck und Verlag von R. Oldenbourg.
1883.

Inhalt.

Vorwort.

> Die Wissenschaft ist der Leitstern der Praktik und diese verirrt sich ohne jene leicht im düstern und unbegrenzten Reiche der Möglichkeit.
>
> Fuchs.

Zum ersten Male wird mit den nachfolgenden Darlegungen der Versuch gemacht, eine theoretische, d. h. gesetzmässige Lösung zu geben für diejenigen therapeutischen und prophylaktischen Aufgaben, welche gegenüber den internen Bacterienkrankheiten uns obliegen. Zum ersten Male wird in einem speciellen Fall mit Entschiedenheit dahin getrachtet, die ungeheure Umwälzung, welche seit Entdeckung der Bacterien und ihrer Wirkungen im lebenden Organismus die medicinischen Anschauungen umgewandelt hat, nicht nur für unser Wissen, sondern auch für unser Können nutzbar zu machen.

Ein solcher Versuch wird, dies verhehle ich mir keineswegs, von Seite der gegenwärtigen Vertreter der wissenschaftlichen Medicin zunächst den grössten Zweifeln, der grössten Zurückhaltung begegnen. Es liegt dies hauptsächlich darin begründet, dass unser bisheriges medicinisches Wissen beinahe ausschliesslich auf empirischem, nur selten auf theoretischem Wege Bereicherung erfahren hat, und dass man daher den Werth, die Bedeutung der Theorie durchaus nicht zu schätzen im Stande ist.

Die Medicin hat im Laufe der Zeiten merkwürdige Wandlungen durchgemacht. Aus dem übermässigen Dogmatisiren, aus der Systemsucht der früheren Perioden sank sie in den letzten

Decennien in das reine Gegentheil, in die absolute Verneinung der Möglichkeit jeglicher theoretischen, gesetzmässigen Einsicht. Die Angst vor den Misserfolgen, vor den Enttäuschungen der früheren Zeiten steckt der Medicin noch mächtig in den Gliedern; noch heutzutage kann sie sich nicht dazu entschliessen, die zahlreich vorhandenen Einzelthatsachen unter gemeinschaftliche Gesichtspunkte zu subsumiren, durch logische Deductionen vom Bekannten auf Unbekanntes eine wissenschaftliche Schlussfolgerung zu ziehen.

Die Folge eines solchen Zustandes aber ist, dass gegenwärtig beinahe nichts anderes in der Medicin angetroffen wird als Erfahrungen und daran geknüpfte Meinungen. Denn ohne Meinungen, ohne jede vernünftige, wenn auch willkürliche Deutung des Erfahrungsmateriales kann eben der Mensch, vorzugsweise der handelnde Mensch überhaupt nicht existiren. So sehen wir denn allenthalben Meinungen verbreitet, allenthalben Meinungen als Richtschnur des Handelns in unbestrittener Geltung.

Es wäre leicht, diese Behauptung mit zahlreichen Beispielen zu belegen; man begegnet denselben alle Tage. Oftmals wiederkehrende Aeusserungen, wie z. B.: die reine Luft sei ein Specificum gegen Diphtherie oder Tuberculose, oder die Anklage der Aborte als Pestquellen, die Anschauung vom inficirenden oder disponirenden Einfluss der Fäulnissgase, die Behauptung vom absolut schädlichen Einfluss der Temperaturerhöhung im Fieber mit der daran geknüpften Indication gewaltsamer Herabsetzung derselben u. s. w. sind hierfür genügende Belege.

Eine der verbreitetsten unter den gegenwärtigen medicinischen Meinungen aber ist die »skeptische Meinung«, d. h. diejenige, welche fälschlicher Weise zu wissen vorgibt, unser Können müsse nothwendig ohnmächtig sein gegenüber den krankhaften Processen, symptomatisches Handeln sei das einzige, worauf wir uns zu beschränken hätten. Diese Meinung ist um so verbreiteter, um so gefährlicher, weil sie sich anscheinend auf Tausende von

Erfahrungen zu berufen vermag, und weil ausserdem der Skeptiker im allgemeinen als der Vorsichtigere und darum strenger und richtiger Urtheilende betrachtet wird. Freilich ist dies, objectiv genommen, ein lächerliches Vorurtheil. Denn Wissenschaft strebt nach nichts anderem als allein nach Wahrheit; die Wahrheit aber kann im concreten Falle genau ebenso gut einen positiven als einen negativen Ausdruck verlangen, und es ist thörichter Aberglaube, dem negativen Ausdruck an und für sich ein wissenschaftliches Uebergewicht zuzugestehen.

Nur dann hätte die skeptische Meinung Gewicht, wenn sie sich auf wissenschaftliche Gründe zu berufen vermöchte; dann aber wäre sie eben keine blosse »Meinung« mehr, dann wäre sie vielmehr Theorie. Allein diese Voraussetzung trifft keineswegs zu. Die medicinische Skepsis ist keine wissenschaftliche, sie ist eine bloss empirische, sie ist lediglich das Resultat planlosen und darum ergebnisslosen, enttäuschten Herumprobirens; sie kann keine wissenschaftliche sein, weil man es noch gar nicht versucht hat, die Krankheitsprocesse auf Grund der erworbenen thatsächlichen Kenntnisse zu begreifen, und weil nur auf Grund einer wirklichen Einsicht in den Krankheitsprocess die Ueberzeugung von der Unheilbarkeit, von der Ohnmacht des ärztlichen Handelns geschöpft werden könnte.

Nun fragt es sich aber sehr, ob eine solche wirkliche Einsicht in den Krankheitsprocess zur Zeit nicht möglich ist. Man sollte glauben, die fundamentale Umgestaltung der medicinischen Anschauungen, die pathologisch-physiologischen Studien zuerst und dann die Ergebnisse der Forschungen über die Krankheitsursachen könnten unmöglich ohne Folgen in dieser Beziehung geblieben sein.

In der That besitzen wir in beider Hinsicht bereits Theorien, Theorien von grösster wissenschaftlicher Bedeutung. Es sind dies die Virchow'sche Cellulartheorie und jene der Infectionskrankkeiten von Nägeli. Die erste derselben hat längst vermocht, sich Geltung zu verschaffen; diejenige von Nägeli begegnete, wenigstens anfangs, dem grössten Widerspruche. Man wollte sogar bestreiten, dass eine »Theorie« mit Nägeli's Darlegungen gegeben sei, weil ja Bacterien schon vorher als Krankheitsursache bekannt waren. Obwohl letzteres richtig ist, so bewies doch jener Einwand eine völlige Unkenntniss des Wesens der »theoretischen« Erkenntniss. Allerdings hatte man schon früher Bacterien bei einzelnen Infectionskrankheiten aufgefunden und als Ursache derselben nachzuweisen gesucht. Nägeli aber zeigte auf Grund der physiologischen Eigenschaften der Spaltpilze, dass gerade diese und keine anderen Mikro-Organismen nothwendig die Ursache der Infectionskrankheiten sein müssten. An die Stelle der bis dahin herrschenden Unsicherheit, wonach im einzelnen Falle ebensogut etwa Algen, oder Schimmel, oder Sprosspilze, oder gar ein einfacher chemischer Stoff als Ursache der Infectionskrankheit vermuthet werden konnte, trat jetzt gesetzmässiges Erkennen. Die specielle histologisch-pathologische Erforschung gewann ausserordentlich an Sicherheit ihrer Ergebnisse durch diese theoretischen Aufschlüsse, die von ganz anderen Ausgangspunkten her gewonnen waren. Damit aber war der Inhalt der Nägeli'schen »Theorie« noch keineswegs erschöpft. Vielmehr gab Nägeli die allerwichtigsten weiteren Aufklärungen.

Zum erstenmale wurde die Idee ausgesprochen, dass die Krankheitsbacterien keineswegs unveränderliche Wesen sein müssten, keineswegs lauter Species im Sinne der beschreibenden Naturgeschichte, dass sie vielmehr ihre Eigenschaften bis zu einem gewissen Grade je nach den äusseren Einflüssen ändern könnten, wesshalb der Anpassung eine wichtige Rolle zuzuschreiben sei. Noch wichtiger aber waren die Aufklärungen Nägeli's über das Verhalten der Spaltpilze im lebenden Organismus, die Constatirung des daselbst bestehenden Concurrenzvorganges zwischen den Gewebszellen und den Pilzen, wodurch erst ein Verständniss der Krankheitsprocesse ermöglicht wurde. Bis dahin hatte man die

Körpergewebe in ihrer Beziehung zu den Pilzen nicht anders betrachtet, denn als blosse Nährlösungen; die active Betheiligung der Gewebszellen beim Krankheitsprocesse war vollkommen unverstanden geblieben. Nägeli aber gab den höchst wichtigen, ja entscheidenden weiteren Aufschluss, dass bei diesem Concurrenzvorgange die Spaltpilze jeweils durch ihre Anzahl wesentlich unterstützt werden müssten, so dass eine Gewebszelle, ein Organ den Angriffen weniger Pilze zwar vielleicht zu widerstehen vermöge, den Angriffen zahlreicher aber unterliegen müsse. Nägeli sagt selbst, diese Einsicht habe ihm erst das Verständniss der ganzen Frage ermöglicht; bevor er diese Regel erkannt hatte, sei ihm die ursächliche Bedeutung der Spaltpilze für die Infectionskrankheiten sehr zweifelhaft geblieben. Und in der That, wenn es auf die Zahl der Pilze nicht ankäme, wenn ein einziger Fäulnisspilz schon als Aussaat zur Zersetzung aller Körpersäfte genügen würde, dann wäre es ganz unverständlich, warum nicht alle Thierorganismen längst von der Oberfläche verschwunden sind. Gerade darin liegt eben der grosse Unterschied zwischen einem lebenden Gewebe und einer todten chemischen Nährlösung begründet. Denn bei der Nährlösung ist es für das endliche Ziel gleichgültig, ob sie mit einem einzigen oder mit Milliarden von Spaltpilzen inficirt wird. Diesen tiefgreifenden, diesen folgereichen Unterschied hat zuerst Nägeli erkannt, er zuerst hat uns das wahre Wesen einer Infectionskrankheit kennen gelehrt.

Diese fundamentalen Aufklärungen aber fanden zunächst wenig Anerkennung; man wünschte keine allgemeinen gesetzmässigen Erkenntnisse, man wünschte Detailforschung, weil man selbst nur an Detailarbeit gewöhnt war; die Verkennung ging soweit, dass R. Koch die Nägeli'sche Theorie als einen zwar »geistreich durchgeführten« aber »misslungenen« Versuch bezeichnete. Wie sehr diese Behauptung Unrecht hatte, beweist der Umstand, dass die seitherige Entwicklung unserer speciellen

Kenntnisse nur dazu gedient hat, Nägeli's theoretische Aufstellungen mehr und mehr zu bekräftigen.

Auch heutzutage, obwohl Nägeli's Theorie von Tag zu Tag allgemeinere Anerkennung sich gewinnt, sind wir, ebenso wie bei der Virchow'schen, weit davon entfernt, diese Theorien als eigentliche wissenschaftliche Grundlagen für die weitere medicinische Forschung angenommen zu sehen. Man kennt und anerkennt dieselben; aber damit glaubt man auch genug gethan zu haben. Gesetzmässige Regeln für die Zwecke der Medicin daraus zu entnehmen, das will niemand in den Sinn kommen. Die Abneigung gegen allgemeinere Gesichtspunkte, gegen theoretische Betrachtung blieb nach wie vor der Charakterzug der heutigen Medicin.

Um so auffälliger muss diese Erscheinung berühren, wenn man den Blick auf andere Zweige der Naturforschung richtet, in denen die Theorie beinahe Alles beherrscht; der Mediciner wird freilich glauben, die dort geltenden Theorien seien eben absolut richtig und darin liege der Grund ihrer Geltung. Solche absolut richtige Theorien gibt es jedoch überhaupt nicht; Theorie ist immer der angenäherte Ausdruck einer allgemeinen Thatsache. Die Annäherung an die volle Wahrheit kann mehr oder weniger weit gehen; ein absolutes Erreichen der Wahrheit d. h. ein völlig genauer Ausdruck ist wohl überhaupt unmöglich. Jede Wissenschaft enthält eine Anzahl solcher theoretischer Erkenntnisse oder Gesetze, und ohne diese ist »Wissenschaft« überhaupt unmöglich. Mit blossen Einzelthatsachen, Einzelbeobachtungen kann keine »Wissenschaft« zu Stande kommen. Und keineswegs nur die möglichst richtigen, der vollen Wahrheit schon sehr nahe stehenden Theorien besitzen Werth für die Wissenschaft. Man denke nur an das Beispiel der Chemie. Was wäre die Chemie ohne die Atom-Theorie? Wie hätte sich jemals die Chemie ohne diese Führung zu ihrer jetzigen Ausbildung, zur jetzigen Sicherheit ihres Verfahrens erheben können? Und doch schien diese Theorie damals als sie zuerst in Aufnahme kam, sehr vielen nichts anderes als eine äusserst gewagte Hypothese. Wie unendlich viele Entdeckungen, welche grossartigen Fortschritte aber verdankt die Chemie dieser Hypothese?

In der Medicin aber glaubt man noch heute ohne eine solche Führung vollkommen gut durchkommen zu können. In der Medicin kann man von Professoren den Ausspruch hören: Was man nicht sehen, nicht direct beobachten könne, daran dürfe man auch nicht glauben. In der That, diese Herren scheinen bei ihren Vorstudien mit der Chemie, mit der Physik sich wenig befreundet zu haben; denn auch die Atome, die Moleküle, die schwingenden Aethertheilchen hat noch niemand sehen und direct beobachten können. Und auch der Astronom berechnet den Lauf des Enke'schen Kometen mit angenäherter Sicherheit, obwohl dessen weite Himmelsbahnen kein menschliches Auge je zu ermessen im Stande war.

Das ganze Missverständniss beruht eben darauf, dass man »Meinung« d. h. willkürliche Annahme und »Theorie« d. h. nothwendige Annahme fortwährend mit einander verwechselt. Weil Meinungen keinen wissenschaftlichen, nur einen subjectiven Werth besitzen und leicht von heut auf morgen geändert werden können, so glaubt man das gleiche auch von den Theorien annehmen zu dürfen. Zweifellos aber wird für die Medicin keine bessere Stunde schlagen, kein Tag an dem sie aus ihrer Ohnmacht sich erheben kann, solange nicht wissenschaftliches Denken und Folgern in weitere Kreise sich einzubürgern vermögen. Sowie die Chemie ohne die Theorie nichts wäre als ein wirres Durcheinander unverstandener Reactionen, ebenso auch wird die Medicin keine Sicherheit ihres Erkennens, ihres Handelns gewinnen können, ohne ausgiebige theoretische Benutzung des zahlreich vorhandenen thatsächlichen Materiales, ohne weiteren Ausbau der bereits vorhandenen theoretischen Erkenntnisse. Gerade die Medicin, die stets mit Einzelfällen zu thun hat, wobei stets so viele unberechenbare

Umstände in Wirkung treten, bedarf ganz nothwendig, bedarf am allermeisten einer gesetzmässigen Vorschrift für ihr Handeln, für ihr Lassen. Gerade hier ist die Prüfung, die sichere Beobachtung im einzelnen Falle eine ungemein schwierige; nur die Theorie kann uns über die gewöhnlichsten Zufälligkeiten hinausheben.

Noch ein ganz anderer Gesichtspunkt aber fordert gerade für die Medicin gebieterisch die Gewinnung theoretischer Erkenntnisse.

Die Medicin ist eine »practische« Wissenschaft, sie ist keine »reine« Wissenschaft. Bei ihr ist das Wissen an und für sich nicht ausschliesslicher, nicht Selbstzweck. Eben darum auch muss ihre Behandlungsart eine andere sein als diejenige der »reinen« Wissenschaften. Während bei letzteren die möglichste Sicherheit aller theoretischen Annahmen einzige Bedingung ist, der gegenüber die Raschheit des Voranschreitens der Erkenntniss vollständig als Nebensache erscheint, so ist dies ganz anders bei der Medicin. Ob die Sanskritforschung eine Inschrift heute oder erst in hundert Jahren zu enträthseln vermag, ist für das Wohl und Wehe der Menschheit im allgemeinen nur von untergeordneter Bedeutung; überwiegend für das allgemeine Interesse ist hier die volle, die unbedingte Sicherheit einer jeden theoretischen Annahme. Durchaus anders verhält sich dies bei einer praktischen Wissenschaft. Bei der Medicin ist es gar nicht gleichgültig, wann sie zu einer praktisch folgereichen theoretischen Vorstellung gelangt. An die Medicin, an das Können und sohin mittelbar an das Wissen des Mediciners werden von jeher die grössten, die dringendsten Anforderungen gestellt, ganz ohne Rücksicht darauf, dass auch das medicinische Wissen wie alles andere nur allmählich sich entwickeln kann. Die ganze Menschheit hat ein sehr actuelles Interesse an dem raschen Fortschreiten der medicinischen Erkenntniss, der Mediciner ist nicht nur seiner Wissenschaft, sondern der ganzen Welt gegenüber verantwortlich dafür, dass er bemüht sei, das vorhandene Wissen und Können soviel möglich zu befördern.

Nun liegt es aber offen zu Tage: dieses Voranschreiten der Erkenntniss kann unmöglich dadurch beschleunigt werden, dass man sich allen theoretischen Erwägungen vollständig verschliesst. Sowie in einer experimentellen Wissenschaft nicht derjenige, der planlos herumprobirt, die meiste Aussicht auf Erfolg besitzt, sondern vielmehr derjenige, der mit einem wahrscheinlichen, theoretisch gefassten Gedanken an die Natur herantritt — genau ebenso muss dies auch bei der Medicin der Fall sein. Diese theoretischen Gedanken dürfen allerdings nicht blosse willkürliche Einfälle sein; Theorie kann nur diejenige Vorstellung genannt werden, die mit allen bekannten Thatsachen in Einklang steht, die mit keiner im Widerspruche sich befindet. Vorstellungen, wie wir sie heutzutage in der Medicin zahlreich antreffen, so z. B. diejenigen über das Wesen der Immunität, über die antifebrile Wirkungsweise des Chinin, über die innerliche Anwendung der Antiseptica u. s. w., sind keine Theorien; da sie mit vorhandenen Thatsachen im offenbaren Widerspruche sich befinden, so sind sie nichts weiter als subjective Meinungen.

Solche angebliche Theorien müssen aufgegeben, wirkliche Theorien müssen an ihre Stelle gesetzt werden. Aber diese wirklichen Theorien müssen nicht nur erdacht, sie müssen auch in der Praxis angewendet werden, wobei es dann ein leichtes sein wird, das Wahre vom Falschen zu unterscheiden. In solcher Weise verfahrend wird die Medicin auf ihrem grossen Wege endlich wahrhafte Fortschritte aufzuweisen vermögen; in solcher Weise wird sie dem Ideale sich anzunähern im Stande sein, das in Flammenschrift vor den Augen eines jeden Mediciners leuchten sollte:

Ἰατρὸς ἰσόθεος.

I. Allgemeiner Charakter der gegen die Tuberculose zu richtenden Maassnahmen.

Die Tuberculose ist eine Bacterienkrankheit. Diese Erkenntniss verdanken wir in gleicher Weise der experimentellen Pathologie wie der Pilzforschung. Ihre Grundlagen waren gewonnen, als Villemin und dessen Nachfolger die Impfbarkeit des tuberculösen Processes vom Menschen auf Thiere, Buhl die Verschleppung des tuberculösen Virus innerhalb des menschlichen Körpers von Ort zu Ort erwiesen hatten. Buhl erklärte desshalb die Tuberculose für eine »specifische Resorptions- und Infectionskrankheit«. Eine Infectionskrankheit aber konnte nach den Darlegungen, welche Nägeli im Jahre 1877 gab, bei den allgemeinen Eigenschaften, welche die Tuberculose zeigt, nur noch als eine Bacterienkrankheit aufgefasst werden.

Gar nicht berührt wird diese allgemeine Erkenntniss durch die Frage, ob man es dabei mit einer »specifischen« Bacterienaffection zu thun habe, d. h. mit einer solchen, die nur durch eine bestimmte, vom kranken Organismus stammende, in ihren Eigenschaften unveränderliche, somit nach herkömmlicher Bezeichnung »specifische« Bacterienform erzeugt werden könne, oder ob auch gewisse andere, in der Natur in allgemeinerer Verbreitung vorkommende Bacterien unter Umständen zur Erzeugung tuberculöser und phthisischer Processe befähigt seien. Diese weitergehende Frage ist auch durch die Entdeckung R. Koch's noch keineswegs entschieden. Wenn auch die von Koch aufgefundenen und gezüchteten Bacterien im Stande sind, bei Uebertragung auf gesunde Individuen Tuberculose zu erzeugen, so folgt hieraus doch nicht im mindesten, dass der Vorgang in Wirklichkeit sich immer so gestalten müsse. Es folgt keineswegs, dass alle oder nur die meisten Tuberculosefälle, wie Koch glaubt, durch Ansteckung entstehen müssen. Die Anpassung an und für sich unschädlicher Bacterien zu infectiösen kann hier möglicherweise eine sehr grosse Rolle spielen. Möglicherweise auch sind stets oder je nach den einzelnen Fällen wechselnd verschiedenartige Bacterienformen bei dem phthisischen Process betheiligt; diese Annahme hat namentlich für die fortgeschrittenen Fälle, wo bereits ulceröse Zerstörung des Lungengewebes gegeben ist, viel Wahrscheinlichkeit für sich. Denn überhaupt wird man kaum voraussetzen dürfen, dass bei geschwürigen Processen stets und überall die nämlichen Bacterien betheiligt seien oder dass es gar überall nur eine einzige Bacterienform sei. Die ulcerirende Phthise ist eben eine eigene Art von Infectionskrankheit, bei welcher der krankhafte Process nicht im geschlossenen Innern eines Organes, wie in den meisten anderen Fällen, sondern an einer mit der Aussenluft communicirenden Oberfläche seinen Sitz hat. Eben desshalb ähnelt dieselbe in ihrem Verhalten viel mehr einem geschwürigen Processe der Oberhaut als einer der gewöhnlich κατ᾽ ἐξοχήν als Infectionskrankheit bezeichneten Affectionen. Und desshalb, weil bei letzteren wohl stets nur eine einzige Bacterienform als Ursache wirkt, darf man darum nicht schliessen, dass dies auch bei tuberculösen und phthisischen Processen der Fall sein müsse.

Indess, wie gesagt, alle diese Fragen berühren nicht die Hauptsache, die allgemeine Erkenntniss der Tuberculose und Phthise als Bacterienkrankheit. Wer heutzutage noch glauben könnte, dass solche Ulcerationen, solche tiefgreifende Zerstörungen, wie sie das Wesen dieser Processe im vorgerückteren Stadium ausmachen, durch leblose »corpusculäre Elemente« oder etwas dergleichen bewirkt werden könnten, an dem müsste die Entwicklung unserer Erkenntniss im letzten Decennium in der That spurlos vorübergegangen sein.

Wenn aber diese Thatsache denn feststeht, dann ist es vor allem nöthig zu fragen, ob nicht hierauf bereits die Therapie werthvolle, ob sie nicht vielleicht genügende Schlussfolgerungen zu bauen vermag. Die gründliche Untersuchung dieser Frage ist zunächst viel wichtiger als alle weiter ins Detail gehende Forschung. Denn wie jedermann zugibt, besteht das grosse Ziel der Medicin im Heilen und nicht im Forschen. Es gibt ja Beispiele, dass ganze Forschungsgebiete der Medicin verlassen wurden, sobald man die Mittel zur Heilung gefunden hatte. Der scabiöse Process, den alten Aerzten ein wichtigstes Object des Studiums und literarischer Thätigkeit, verlor alles nähere Interesse, als man den Acarus gefunden und die einfachen Mittel zur Beseitigung dieses Zustandes erkannt hatte.

Es wäre nicht undenkbar, dass auch das Interesse am tuberculösen Process sich verlieren würde, wenn ein ebenso wirksames Mittel zur Tilgung und Verhütung desselben sich finden liesse. Man glaubt freilich, es werde dies nur nach gründlichster Erforschung des ganzen Vorganges, namentlich aber der als Ursache wirkenden Spaltpilze möglich sein. Indess fragt es sich sehr, ob die genauere Erkenntniss im einzelnen uns wirklich solche Vortheile bringen wird. Wir kennen jetzt die Eigenschaften der Bacterien und deren chemische Leistungen im allgemeinen; auf chemische Besonderheiten der einen oder andern Bacterie aber werden sich gewiss keine praktischen therapeutischen Maassnahmen begründen lassen. Auch der Scabies wurde ein Ende gemacht bloss auf die Entdeckung der Milbe hin, und ohne dass man die Eigenschaften der letzteren, z. B. deren Stoffwechselvorgänge, besonders genau erforscht hätte.

Die Geschichte der Medicin erlaubt also den Schluss, dass auch für die Tuberculose, nachdem man deren allgemeine Ursache erkannt hat, nunmehr der Zeitpunkt zum Handeln gekommen sein müsse, dass jetzt schon ganz ernstlich darauf gedacht werden müsse, das Menschengeschlecht von diesem Feinde zu befreien.

Nun hat man allerdings in neuerer Zeit in dieser Richtung bereits einige versuchsweise Schritte gemacht, die jedoch, weil ohne Einsicht unternommen, den gewünschten Erfolg durchaus vermissen liessen. Die directe Bekämpfung der Bacterien ins Auge fassend hat man geglaubt, durch Antiseptica Heilwirkungen erreichen zu können und hat desshalb äusserlich und innerlich antiseptische Mittel bei tuberculösen Kranken in Anwendung gezogen. Das Resultat war kein günstiges, wie man sich leicht von vornherein hätte sagen können. Denn obwohl ein durch Bacterien verursachter Krankheitsprocess hier zu bekämpfen ist, so sind doch die Bacterien keineswegs das einzige Object der therapeutischen Maassnahmen. Vielmehr ist es klar, dass jedes Mittel, das wir anwenden, auch auf das lebende Gewebe einwirkt, in und an welchem sich die Bacterien befinden, und dass ein geringer directer Nachtheil, den man den letzteren etwa zufügt, weitaus überwogen werden kann durch den Schaden, welchen das betreffende Mittel gleichzeitig im Gewebe anrichtet.

Es ist schwer zu begreifen, wie ein so einfacher, so selbstverständlicher Gedankengang so langsam nur in dem Bewusstsein der heutigen Medicin Wurzel zu fassen vermag. Noch immer wendet man Antiseptica an, um von innen heraus den Körper zu desinficiren, um vom Blute aus antiseptisch zu wirken, obwohl bei der hohen Widerstandsfähigkeit der Spaltpilze gegen chemische Wirkungen, die weitaus jene der Gewebszellen übertrifft, im allgemeinen offenbar nur geschadet werden kann.

Schon früher habe ich berechnet, dass für einen 62 kg schweren Menschen zur antiseptischen Imprägnirung der Körpersäfte bis zur Verhinderung der Pilzentwicklung von der stark wirkenden Benzoësäure mindestens 42 g nöthig wären, die auf einmal gereicht und resorbirt werden müssten. Eine genügende Desinfection ist somit absolut unmöglich; eine ungenügende aber kann ebenfalls nur Schaden stiften. Die zahlreichen Versuche über Einbringung antiseptischer Substanzen in den Thierkörper (Burdon-Sanderson, Billroth, Steiner und Neumann, Lewis und Cuningham, Ravitsch) haben stets ergeben, dass, weit entfernt von einer desinficirenden Wirkung auf den Körper, im Gegentheil gerade Begünstigung der Bacterienentwicklung als regelmässige Folge solcher Eingriffe zu Tage tritt.

Wenn man diese Verhältnisse verstehen will, dann ist es allerdings nöthig, mit der geläufigen Vorstellung zu brechen, die zwischen einer Bacterienvegetation im Züchtungsgefässe und einer solchen im lebenden Gewebe keinen wesentlichen Unterschied zu statuiren weiss, die, weil die Antiseptica dort nützlich sind, auch hier dieselben als unbedingt vortheilhaft zu betrachten gewohnt ist. Wir haben durch Nägeli gelernt, dass die Bacterien im Gewebe nicht nur wachsen und sich vermehren, sondern dass sie daselbst mit den lebenden Zellen des Körpers einen Kampf ums Dasein zu bestehen haben, bei welchem der schwächere Theil unterliegen muss. Diese Erkenntniss der Krankheit als eines Concurrenzvorganges zwischen verschiedenartigen Zellen, diese nunmehr nothwendig gewordene Erweiterung der Virchow'schen Cellularpathologie ist der Angelpunkt, um den sich von jetzt an das Denken und Handeln des Mediciners bewegen muss. Er muss aufhören, die Gewebe als eine gleichsam todte Masse zu betrachten, die von den Pilzen nur aufgezehrt wird, ohne sich mit allen Mitteln, die ihr zur Verfügung stehen, ihrer Existenz zu erwehren. Er muss aufhören, bei seinen Betrachtungen die Pilze allein ins Auge zu fassen und das Gewebe und seine Widerstandsfähigkeit darüber zu vergessen.

Es würde zu weit führen, diese allgemeine Erkenntniss hier ausführlich begründen zu wollen. Aber ich meine, dem denkenden Mediciner bieten sich von selbst Anhaltspunkte genug, die ihn den grossen Unterschied zwischen einem lebenden und einem todten Gewebe mit Bezug auf die Bacterien erkennen lassen. Die wichtigste und allgemeinste Thatsache, welche in dieser Beziehung vorliegt, besteht in dem Ausbleiben der Fäulniss- und Zersetzungserscheinungen im lebenden Körper, in dem Eintreten derselben nach dem Tode. Die kurzsichtige Behauptung, es beruhe dieses Ausbleiben von Zersetzungsvorgängen im gesunden Organismus einfach darauf, dass überhaupt keine Bacterien in denselben einzudringen vermöchten, kann niemand mehr irreführen. Denn nachdem die Aufnahme von Krankheitsbacterien aus dem Darm experimentell zweifellos erwiesen ist, muss nothwendig zugegeben werden, dass auch von den massenhaft daselbst vorkommenden Fäulnissbacterien geringe Mengen in den Kreislauf übergehen können. Ueberdies aber ist es aus zahlreichen Experimenten bekannt, dass Einspritzung kleiner Mengen von Fäulnissbacterien in den gesunden Thierkörper in der Regel ohne weitere nachtheilige Folgen bleibt, dass in der Regel keine Fäulniss und Zersetzung hierauf erfolgt, dass vielmehr die Bacterien im Thierkörper wieder zu Grunde gehen (Traube und Gscheidlen, Lewis und Cuningham).

Diese merkwürdige Erscheinung kann keineswegs durch die Annahme erklärt werden, es fänden die Fäulnissbacterien im lebenden Körper keine geeigneten Nahrungsstoffe vor und müssten desshalb zu Grunde gehen. Im Gegentheile liefert der lebende Organismus mit seinem fortwährenden Saftstrome sogar nothwendig viel bessere Nahrungsstoffe für die Spaltpilze als der todte, und auch die höhere Temperatur ist an und für sich für dieselben von günstigster Wirkung. Es bleibt daher nur die Möglichkeit übrig, dass die Fäulnissbacterien im lebenden Körper diese reichlich dargebotenen Nahrungsstoffe nicht aufzunehmen und nicht für sich zu verwenden im Stande sind, und zwar aus Gründen, die an die Organisation, an den lebenden Zustand der Gewebe gebunden sind. Denn mit dem Tode fällt eben dieses Hemmniss hinweg.

Für die weitere Betrachtung ist es nun nöthig, diese an die Lebensthätigkeit der Gewebe geknüpften Ursachen, deren wahres Wesen uns noch verborgen ist, mit einem einzigen Worte zu bezeichnen. Ich wähle dafür den Ausdruck »Widerstandsfähigkeit« des Gewebes oder der Gewebszellen gegen die Spaltpilze und bemerke ausdrücklich, dass hiermit nichts Dunkles, Unfassbares, keine »naturphilosophische« Hypothese gemeint sein soll, sondern einfach: der Complex von Ursachen, welche den Spaltpilzen im normalen Körper und Gewebe es unmöglich machen, trotz reichlich vorhandener Nahrungsstoffe sich zu vermehren, Ursachen, welche an die Lebensthätigkeit des Körpers und der Gewebe geknüpft sind. Ich glaube damit den Begriff »Widerstandsfähigkeit« ebenso gut oder ebenso schlecht definirt zu haben, wie wir im Stande sind, etwa die Begriffe »Leben« oder »Lebensfähigkeit« oder »Reizbarkeit«, »Muskelcontraction« u. s. w. zu definiren. In der Physiologie ist es eben nicht möglich, jeden Vorgang schon jetzt in alle seine Elemente aufzulösen und überall nur von einfachen chemischen Anziehungen und Abstossungen zu sprechen. Wer über complicirte physiologische Fragen sich ausdrücken will, bedarf einstweilen nothwendig Bezeichnungen, die ganze Complexe im einzelnen nur theilweise oder gar nicht erforschter Wirkungen umfassen. Ich verlange daher, dass man auch diese neue von mir gebrauchte und hinreichend deutlich definirte Bezeichnung nicht als etwas »Mystisches« verketzern, sondern als das gelten lassen solle, was sie ist: ein Symbol, um die jedesmalige Wiederholung der oben gegebenen ausführlichen Definition zu ersparen[1]).

Kehren wir nun zu unserem Thema zurück. Da jener Complex von Ursachen, den ich als Widerstandsfähigkeit des Gewebes bezeichnet habe, bei allen Bacterienkrankheiten die grösste, die entscheidende Rolle spielt, so muss jeder Stoff, den wir bei einer Bacterienaffection medicinisch anwenden, nicht nur bezüglich seiner pilzwidrigen Eigenschaften, sondern vor allem dahin geprüft werden, wie er sich zur Widerstandsfähigkeit des Gewebes verhält. Diese Widerstandsfähigkeit wird durch denselben entweder erhöht oder vermindert werden, eine Wirkung, die, wie sich ganz allgemein behaupten lässt, viel bedeutender sein muss, als der directe Einfluss des Stoffes auf die Pilze. Es folgt dies nothwendig aus der bedeutend grösseren Resistenz der Spaltpilze gegen chemische Einflüsse im Vergleich zu den thierischen Zellen. Die niederen Pilze sind gegen hohe und tiefe Temperaturen, gegen Austrocknung und gegen chemische Einwirkungen am widerstandsfähigsten von allen bekannten Organismen, während thierische Zellen schon durch die unschuldigsten Agentien, z. B. destillirtes Wasser, in weitgehender Weise verändert werden können. Die Veränderung, welche ein Medicament in dem Zustand des Gewebes hervorbringt, der Ausschlag im positiven oder negativen Sinne, muss also stets grösser sein als die Veränderung, welche gleichzeitig an den Pilzen bewirkt wird.

---

[1]) Der Ausdruck »Widerstandsfähigkeit« besagt wesentlich gar nichts anderes als dasjenige was man gewöhnlich unter »Disposition« versteht. Der letztere Ausdruck schien mir jedoch für die Anwendung desshalb unpassend, weil derselbe den gleichen Begriff negativ fasst, wodurch für den Gebrauch des Wortes fortwährende Unzukömmlichkeiten entstehen.

Da nun bei den Bacterienaffectionen im Körper, wenigstens bei allen langsamer verlaufenden, die beiden Concurrenten, Pilze und Gewebszellen sich ungefähr die Waage halten, so folgt hieraus, dass gleichgrosse Veränderungen auf beiden Seiten für den Concurrenzvorgang gleich wichtig sind, und ebenso, dass stärkere Veränderungen auf der einen Seite, z. B. auf jener der Gewebszellen, stets wichtiger sein müssen als geringere Veränderungen auf der andern Seite, auf jener der Pilze. Daraus ergibt sich aber zweierlei: Einmal, dass wir keine Antiseptica innerlich anwenden dürfen, überhaupt keine Giftstoffe, welche geeignet sind, die Widerstandsfähigkeit des Gewebes herabzumindern, das Uebergewicht der Bacterien noch mehr zu verstärken[1]). Durch solche Mittel kann immer nur der Krankheitsprocess, der Concurrenzvorgang, um den es sich handelt, in ungünstigem Sinne beeinflusst werden. Zweitens aber, dass die Therapie, wenn sie einen Erfolg erzielen will, überhaupt bei der Erhöhung der Widerstandsfähigkeit des Gewebes einzusetzen hat, dagegen nicht bei der directen Bekämpfung der Bacterien; dass Mittel angewendet werden müssen, welche geeignet sind, die Widerstandsfähigkeit des Gewebes gegen die Pilze zu steigern, und dadurch den Bacterien indirect entgegen zu wirken. Diese beiden Ideen sind die folgereichsten Ausgangspunkte für die Therapie, die wir heutzutage gewinnen können. Diese Ideen müssen auch bei der Behandlung der Tuberculose im Auge behalten werden.

---

2. Aufsuchung geeigneter medicinischer Mittel.

Es handelt sich darum, durch welche Mittel auf die Widerstandsfähigkeit des Gewebes speciell des Lungengewebes in günstiger Weise eingewirkt werden kann?

---

[1]) Die ausgezeichnete Wirkung der Antiseptica bei äusserlicher Anwendung, beim Lister'schen Verbande, spricht keineswegs gegen diese Consequenz. Es würde zu weit führen, dies im Text hier ausführlich zu ent-

Eine Reihe derartiger Mittel kennt und verwendet man bereits. Es sind dies vorzugsweise: gute Ernährung, namentlich Fettzufuhr, alsdann dasjenige, was man im allgemeinen unter der Bezeichnung »hygienisches Verhalten« begreift, namentlich Genuss guter, frischer Luft, Einwirkung erheiternder, zerstreuender Gemüthseindrücke u. s. w.; endlich der Einfluss eines gleichmässigen, feuchtwarmen Klimas. Alle diese Mittel sind jedoch theilweise schwer zugänglich, alsdann bieten dieselben zwar bei Behandlung der Tuberculose manchen Vortheil, keineswegs aber die erforderliche Sicherheit der Heilung oder nur der dauernden Besserung. Es bedarf also energischerer Mittel, um auf die Gewebe in günstigem Sinne einzuwirken.

Man könnte zweifeln, ob überhaupt derartige medicinische Mittel existiren. Allein wir haben thatsächlich in dem Chinin ein solches vor uns. Ueber die Wirkungsweise dieses Stoffes sind vollständig irrthümliche Meinungen verbreitet. Man erklärt seine fieberwidrigen Wirkungen theils durch nervöse Einflüsse (Herabsetzung des Blutdrucks u. s. w.), theils aus einem direct nachtheiligen Einfluss auf die Fieberursache. Die erstere Annahme ist desshalb unzulässig, weil beim Gesunden durch Chinin kein Temperaturabfall bewirkt wird, während ja auch hier die nervösen Einflüsse sich geltend machen müssten [1]. Die zweite Annahme aber, welche dem Chinin bei Malaria eine direct antiseptische Wirkung auf die Bacterien zuschreibt, kann noch weniger als richtig betrachtet werden. Ein so schwaches Antisepticum, wie es das Chinin ist (nach Bucholtz 3 mal schwächer als Salicylsäure, 5 mal schwächer als Benzoësäure, 100 mal schwächer als Sublimat), vermag in den therapeutisch vorkommenden Mengen überhaupt nicht desinficirend zu wirken; die Pilze werden dadurch nicht im mindesten beeinträchtigt. Nach unserer obigen

wickeln. Der principiellen Wichtigkeit der Sache wegen habe ich jedoch die Theorie des Lister'schen Verbandes im Anhange auseinandergesetzt, um zu beweisen, dass hier keineswegs ein Widerspruch gegeben ist.

[1] Diese Hypothese leidet überdies unter dem Umstand, dass überhaupt nur bei starken, beinahe toxischen Chiningaben der Blutdruck sinkt, bei weniger starken aber, die doch auch fieberwidrig wirken, im Gegentheile erhöht wird.

Berechnung bedürfte es vom Chinin 210 g, um die Vermehrung von Bacterien in den Körpersäften eines Erwachsenen zu verhindern.

Thatsächlich aber wird diese Vermehrung bei Malaria schon durch 1—2 g unmöglich gemacht, der Fieberanfall wird verhindert, und dies geschieht sogar prophylaktisch, d. h. beim Gesunden, der sich in eine Fiebergegend begibt. Hieraus geht zweifellos hervor, dass das Chinin auf diejenigen Gewebe zu wirken vermag, in denen die Vermehrung der Malariabacterien stattfindet (wahrscheinlich Lymphorgane und Milz), dass es deren Widerstandsfähigkeit gegen die Bacterien erhöht und auf diese Weise indirect der Vermehrung der letzteren einen Damm entgegensetzt. Leider jedoch scheint das Chinin, wenigstens in den zulässigen Dosen, nur bestimmte Organe des Körpers in dieser Weise zu beeinflussen. Nur bei Malaria ist seine Heilwirkung eine ganz entschiedene; bei continuirlichen Fiebern lässt dieselbe sehr zu wünschen übrig, bei Febris recurrens und Rheumatismus acutus scheint überhaupt gar keine Einwirkung stattzufinden, wohl aus dem einzigen Grunde, weil hier ganz andere Organe resp. Gewebsarten die Brutstätte der Bacterien darstellen. Auch bei der Tuberculose ist die febrifuge und gar die Heilwirkung des Chinins eine äusserst ungenügende. Das Lungengewebe dürfte somit durch dieses Mittel nicht oder nur sehr wenig in seinem Zustande beeinflusst werden.

Wir bedürfen also, wenn es sich um Heilung der Tuberculose handelt, eines Medicaments, das wenn möglich auf alle Organe und Gewebszellen, namentlich aber auf das Lungengewebe in gleich günstiger Weise zu wirken vermag, wie das Chinin auf die Lymphorgane und die Milz einwirkt. Zur Auffindung eines derartigen Mittels ist es nöthig, allgemeinere Gesichtspunkte in Erwägung zu ziehen.

1. Der Selbstheilungsvorgang bei den Infectionskrankheiten.

Im Jahre 1877 kam ich zu dem Resultate, dass alle therapeutischen Studien von dem Selbstheilungsvorgange bei den Infectionskrankheiten ihren Ausgang nehmen müssen, dass hier eine Thatsache gegeben sei, welche der näheren Erforschung dringend bedürfe. Auch in der Therapie, wie überall, werden wir ja nothwendig zunächst von der Betrachtung der Natur lernen müssen; die Natur aber stellt uns in einem geheilten Typhus, einer geheilten Variola den staunenswerthen Beweis vor Augen, dass auch die ausgedehntesten Bacterienvegetationen im Körper unter bestimmten Umständen wieder zu Grunde gehen können, dass Heilung eintreten kann, wo wir dieselbe nach unseren jetzigen Erkenntnissen und Vorstellungen als absolut unmöglich voraussetzen sollten. Leider haben jedoch diese wichtigsten Vorkommnisse bisher nicht diejenige bewusste Beachtung gefunden, die sie verdienten.

Man hat allerdings Vermuthungen über diese Dinge geäussert und als scheinbar einzige Möglichkeit die Annahme aufgestellt, dass in solchen Fällen der Infectionsstoff im Körper seine specifische Kraft und Wirksamkeit verloren habe. Die nähere Ueberlegung zeigt indess, dass diese Annahme jeder Begründung entbehrt. Alle Erfahrungen über die niederen Pilze bestätigen die ohnehin selbstverständliche Thatsache, dass niemals aus inneren, in der eigenen Organisation der Pilze gelegenen Gründen die bereits begonnene Vegetation unterbrochen wird, sondern stets nur aus äusseren Ursachen, welche die Bedingungen der Existenz der Pilze in ungünstiger Weise verändern. Stets sehen wir, dass eine einmal begonnene Vegetation solange fortschreitet, bis entweder die Nahrungsstoffe völlig verbraucht sind, oder bis nachtheilige chemische Wirkungen, die oftmals in der blossen Anhäufung der eigenen Gärungs- und Zersetzungsproducte der Pilze bestehen, im umgebenden Medium sich geltend machen. Aber auch in diesem Falle erlischt die Vegetation nicht plötzlich, sondern nur ganz allmählich, indem die Zellfolge immer langsamer wird, jedoch noch lange Zeit mit stetig abnehmender Intensität fortdauert.

Immer sind es also äussere Ursachen, die einwirken, und ganz dasselbe muss nothwendig auch bei den Bacterienvegetationen im Körper der Fall sein. Der oberflächlichen Betrachtung scheint allerdings die Annahme am plausibelsten, dass bei einer Diphtherie, einer Variola, die in Heilung übergeht, die Wirksamkeit der Pilze sich »erschöpft« habe, dass die Bacterien selbst im Innern des Körpers ihre Kraft verloren haben. Man setzt also hier stillschweigend dasjenige voraus, gegen dessen allgemeine Annahme man sich andererseits lange gesträubt hat: eine Umänderung der infectiösen Pilze in nicht-infectiöse. Allein merkwürdiger Weise ist gerade in diesem Falle die Voraussetzung einer Abschwächung der Infectionspilze nicht zulässig, weil eben keine genügende Ursache zu einer solchen gegeben ist. Im Gegentheil haben meine Versuche über die Milzbrandbacterien erwiesen, dass umgekehrt ein abgeschwächtes Contagium im Körper durch die Angewöhnung der Bacterien an die dort herrschenden Lebensbedingungen sehr leicht wiederum zu einem vollkommen virulenten werden kann.

Der strikte Beweis endlich gegen jene geläufige »Erschöpfungshypothese« liegt einfach darin, dass diese angeblich »erschöpften« Pilze, auf neue Individuen übertragen, alsbald mit einer Energie ihre verderbliche Wirksamkeit wieder aufnehmen, die keinen Zweifel an ihrer Infectionstüchtigkeit mehr übrig lässt. Sowie wir denn ohne Widerrede mit der Borke einer abgelaufenen Variola hundert gesunde Individuen aufs neue erfolgreich mit Blattern inficiren könnten.

Mit der Erschöpfungshypothese ist also durchaus nichts anzufangen. An innere dem Organismus der Pilze angehörige Veränderungen kann bei der Selbstheilung der Infectionskrankheiten in keinem Falle gedacht werden. Es bleibt somit nur der Schluss übrig, dass ä u s s e r e, im umgebenden Medium, hier also im lebenden Gewebe liegende Wirkungen es sein müssen, welche den Untergang einer bereits entwickelten Bacterienvegetation mit sich bringen.

In dieser Hinsicht wurde bereits von anderer Seite auf die Zersetzungsstoffe der Spaltpilze aufmerksam gemacht, deren antiseptische Wirksamkeit längst bekannt ist. Man hielt es für möglich, dass die Anhäufung dieser Stoffe im Gewebe die Pilze selbst beeinträchtigen und deren Vegetation zum Stillstand bringen könne, ähnlich wie in Fäulnissflüssigkeiten die Fäulniss oftmals nicht bis zum völligen Zerfall des vorhandenen Materials fortschreitet, sondern unter Umständen wegen der antiseptischen Wirkung der Fäulnissproducte viel früher schon zum Stillstand gelangen kann. Die Aufstellung dieser Hypothese verräth indess in der That eine sehr geringe physiologische Einsicht. Denn es ist dabei von der allgemeinen Thatsache der Resorption und Ausscheidung gelöster Giftstoffe aus dem Körper völlig Umgang genommen. Diese stets wirksame Resorption verhindert aber die Ansammlung so beträchtlicher Mengen von Zersetzungsstoffen im Gewebe, dass dieselben überhaupt zu einer merkbaren antiseptischen Wirkung gelangen könnten. Selbst zugegeben aber, dass eine solche Anhäufung möglich wäre, so ist diese Hypothese trotzdem gänzlich verfehlt, weil die Anhäufung der Zersetzungsstoffe gar nicht den vom Autor der Hypothese vorausgesetzten, sondern gerade den gegentheiligen Erfolg haben müsste. Schon oben wurde klar gelegt, dass Giftstoffe im allgemeinen nur die Wirkung haben können, die Widerstandsfähigkeit des Gewebes herabzusetzen und die Spaltpilze bei der Concurrenz mit den Gewebszellen relativ zu begünstigen. Obwohl die Zersetzungsstoffe der Bacterien antiseptisch wirken, so wirken sie doch in viel höherem Maasse giftig auf die Gewebszellen ein, und der Erfolg ist daher gerade der umgekehrte von dem in der Hypothese erwarteten.

Wir besitzen für diese Behauptung vollgültige experimentelle Beweise. Von Panum an ist es bekannt und exact bewiesen, dass faulige Flüssigkeiten nach vollständiger Vernichtung der darin enthaltenen Keime noch ein höchst gefährliches chemisches Gift enthalten, und Bergmann und Schmiedeberg haben sich mit Erfolg dem näheren Studium dieses Stoffes unterzogen. Von mir wurde dann nachgewiesen, dass auch die Milzbrandbacterien ein derartiges Gift produciren. Einen bedeutungsvollen weiteren Schritt aber brachten die neueren Untersuchungen von Rosenberger, welche darthaten, dass die Bacteriengifte in ganz eminentem Grade die Fähigkeit besitzen, gerade wiederum die Bacterien im lebenden Gewebe relativ zu begünstigen, so dass die

Einspritzung solcher chemischen Gifte in den Körper anscheinend geradezu Bacterien-erzeugend wirkt. Selbstverständlich handelt es sich aber nicht um eine Generatio spontanea, sondern es handelt sich um eine ausserordentliche Begünstigung der vom Darm oder aus der Lunge so leicht einwandernden Bacterien gegenüber den Gewebszellen, eine Begünstigung, die nur durch ausgiebige Hinwegräumung der normal vorhandenen Widerstandsfähigkeit des Gewebes erklärt werden kann.

Weit entfernt somit, dass die Zersetzungsstoffe der Pilze eine Bacterienvegetation im Gewebe beschränken könnten, sind es vielmehr gerade diese Stoffe, mit deren Hülfe die Krankheitsbacterien den Widerstand des lebenden Gewebes überwinden. Gerade die Zersetzungsstoffe der Pilze sind die gefährlichsten Waffen, welche bei der Concurrenz mit den Gewebszellen von Seite der Bacterien in Anwendung kommen. Die angeführte Hypothese ist damit in ihrer völligen Haltlosigkeit dargethan.

Es fragt sich nun, welche anderen Einwirkungen von Seite des umgebenden Mediums auf die Bacterien bei dem Selbstheilungsvorgange namhaft gemacht werden können. Der Mangel eines bestimmten Nahrungsstoffes für die Pilze, der früher vermuthungsweise als Grund angegeben wurde, verdient eigentlich keiner ernsthaften Erwähnung. Es stammt diese Idee aus einer Zeit, wo man von den Spaltpilzen nicht viel mehr wusste, als dass sie überhaupt existiren. Seitdem man angefangen hat, dieselben zu erforschen, zeigte sich, dass Eiweiss und Pepton die besten Nahrungsstoffe sind, und dass die Spaltpilze, wenn diese Substanzen zur Verfügung stehen, zum Aufbau ihres Körpers keines anderen Stoffes mehr nothwendig bedürfen. Es begreift sich dies um so leichter, weil ja im Eiweiss alles enthalten ist, was ein Organismus überhaupt zu seiner Existenz bedarf und weil überdies den Spaltpilzen die Fähigkeit chemischer Umwandlungen in ausserordentlich hohem Maasse zu eigen ist. Für Krankheitsbacterien zumal, die bereits im Gewebe vegetirt haben und daher an reine Eiweissnahrung gewöhnt sind, ist es absolut unmöglich, dass jemals im lebenden Körper sich Nahrungsmangel für dieselben bemerkbar machen sollte.

Auch diese Annahme ist somit ganz und gar unzulässig. Es bleibt nur die einzige Möglichkeit, dass das Gewebe in Folge der Pilzvegetation eine Veränderung eingehe, welche die Existenzbedingungen der anwesenden Bacterien allmählich verschlechtert und schliesslich den Untergang derselben herbeiführt. Diese Veränderung, die allgemein ausgedrückt nur in einer Erhöhung der Widerstandsfähigkeit gegen die Pilze bestehen kann, muss ungemein energisch, ungemein ausgiebig sein. Denn es ist klar, dass die Bacterien, wenn sie ihre Vermehrung im Gewebe erst einmal begonnen haben, an und für sich immer bessere Aussichten besitzen, in der Concurrenz zu obsiegen und ihre vernichtende Thätigkeit zu Ende zu führen.

Drei Umstände sind es, welche die Pilze hierbei begünstigen: Einmal das Anwachsen der Individuenzahl, wodurch stets das Uebergewicht bei der Concurrenz befördert wird. Diese fundamentale Thatsache wurde von Nägeli im Jahre 1877 zuerst klar erkannt und in ihren Consequenzen bestimmt ausgesprochen[1]). Die Erfahrung hat bisher schon zahlreiche Bestätigungen geliefert. Man weiss, dass grössere Mengen von Infectionsstoff da wirksam sind, wo kleinere unwirksam bleiben; bei meinen Milzbrandstudien ferner konnte ich bestimmt darthun, dass grössere Mengen der abgeschwächten Milzbrandbacterien im Stande sind, wiederum Milzbrand zu bewirken, wo kleinere Mengen ohne Wirksamkeit bleiben.

Ein zweites Moment ist die zunehmende Anpassung der Bacterien an die Lebensverhältnisse im Gewebe, welche ebenfalls nur dahin wirken kann, während des Bestehens einer Vegetation die infectiöse Wirksamkeit der Pilze noch zu erhöhen. Der dritte und vielleicht wichtigste Umstand besteht endlich darin, dass, je mehr Bacterien sich bilden, umsomehr giftige Zersetzungsproducte geliefert werden, welche an und für sich eine zunehmende Minderung der Widerstandsfähigkeit des Gewebes herbeiführen müssen.

---

[1]) Mit besonderer Prägnanz wurde diese Idee von Nägeli entwickelt bezüglich der Concurrenz zwischen Sprosshefezellen und Spaltpilzen bei der Gärung der Bierwürze. C. v. Nägeli, Theorie der Gärung. München 1879.

Trotz dieser schwerwiegenden Momente, welche die Heilung einer bereits begonnenen Bacterienvegetation im Gewebe beinahe als unmöglich erscheinen lassen, sehen wir nun zu unserem Erstaunen in vielen, ja glücklicherweise in den allermeisten Fällen von Infectionskrankheiten das Gegentheil eintreten, wir sehen die Vegetationen sich begrenzen und schliesslich zu Grunde gehen, worauf der normale oder wenigstens ein ganz angenähert normaler Zustand sich wieder herstellt. Diese wunderbare Erscheinung, die unser tiefstes Nachdenken erwecken muss, beweist, dass etwas höchst Wichtiges uns völlig unbekannt ist; sie beweist die überaus trostreiche Thatsache, dass in unserem Körper, im lebenden Gewebe, Kräfte liegen, die noch viel mächtiger sind als alle jene Umstände, welche die Bacterien während ihrer Vegetation im Gewebe begünstigen. Vielleicht also bedarf es nur einer geeigneten Auslösung, um diese Kräfte in Bewegung zu setzen, um das hohe Ziel einer aetiologischen Therapie der Infectionskrankheiten zu erreichen.

2. Der Entzündungsprocess bei den Infectionskrankheiten.

Es fragt sich nun zunächst, von welcher näheren Beschaffenheit die Veränderungen des Gewebes sind, welche durch Bacterienvegetationen hervorgerufen werden? Hierüber vermag uns das Experiment unzweideutigen Aufschluss zu geben. Dasselbe zeigt, dass Einspritzung von Bacterien und deren Zersetzungsstoffen in den Thierkörper in der Regel von localen »entzündlichen« Erscheinungen gefolgt ist. Diese Wirkung aber kann jedenfalls nicht auf das Medium bezogen werden, mit welchem die Pilze hier zur Einverleibung gelangen. Blut, das man so oftmals zu solchen Versuchen verwendete, bewirkt ja im frischen unveränderten Zustande keinerlei Veränderung im Körper. So konnte G. Wegner grosse Mengen frischen defibrinirten Blutes Kaninchen in die Bauchhöhle spritzen ohne jede nachtheilige Wirkung; das Blut wurde im Gegentheil rasch resorbirt und die Thiere zeigten sich nicht im mindesten verändert. Erst wenn Bacterienentwicklung im Blute stattgefunden hat, erst dann gewinnt das Blut Entzündung und Fieber erregende Eigenschaften. Und ebenso ist dies bei anderen thierischen Substanzen. Ueberall in diesen Fällen sind es nur die Bacterien und deren Zersetzungsstoffe, welche die entzündliche Wirksamkeit ausüben.

Es ist daher keineswegs ein gewagter Schluss, wenn wir annehmen, dass auch bei den Bacterienkrankheiten, wo ebenfalls Pilze und deren Zersetzungsstoffe im Gewebe sich finden, die entzündlichen Veränderungen, die wir wahrnehmen, mit den Bacterienvegetationen in ursächlichem Zusammenhang stehen und als directe Folgen derselben zu betrachten sind. Umsomehr ist dieser Schluss gerechtfertigt, als ja die anatomischen Thatsachen über das Verhältniss der Pilzwucherung im Gewebe zur Entzündung bei denjenigen Infectionskrankheiten, wo man die Bacterien sicher nachweisen konnte (namentlich Diphtherie: Oertel, Eberth etc.) einer derartigen Deutung ebenfalls ungemein günstig sind. Schon lange, bevor man von den Pilzen noch Näheres wusste, hat überdem die umsichtige Verwerthung der histologischen Ergebnisse zu dem Schlusse geführt, dass die Entzündungsursache weder von den Blutgefässen noch von den Nerven aus wirksam sein könne, sondern dass der Entzündungsreiz in die Gewebe selbst hineingetragen werden müsse, dass er auf die Zellen selbst sich unmittelbar äussern müsse, gerade so wie wir dies jetzt von den Bacterien und ihren Zersetzungsstoffen in der That voraussetzen. Virchow, dessen klarem Forscherblick wir allein in diesen Dingen wahrhafte Aufschlüsse verdanken, hat zuerst die Meinung widerlegt, dass es sich bei der Entzündung hauptsächlich um Hyperaemie handle oder um einen Folgezustand von Hyperaemie; er hat zuerst dargethan, dass diejenigen Veränderungen, welche das Wesen der Entzündung ausmachen, die Veränderungen der Zellen, eintreten, völlig unabhängig vom Gefässreichthum eines Organes. »Es würde sonst«, sagt Virchow, »vollständig unmöglich sein, von einer Hornhautentzündung zu sprechen (abgesehen vom Rande der Hornhaut), von einer Knorpelentzündung (abgesehen von den zunächst an den Knochen stossenden Theilen), von einer Entzündung der inneren Sehnensubstanz.

Vergleichen wir aber die Vorgänge an solchen Theilen mit den gewöhnlichen, so stellt sich unzweifelhaft heraus, dass dieselben Vorgänge der Entzündung an allen diesen Theilen vorkommen können und dass die Veränderungen der gefässhaltigen sich in keiner Weise wesentlich von denen der gefässlosen unterscheiden.«[1])

Ebenso zeigt sich, dass Steigerung der Circulation in einem Theile keineswegs an und für sich entzündliche Veränderung der betreffenden Elementartheile herbeizuführen vermag. »Gerade die Experimente mit der Durchschneidung des Sympathicus«, sagt Virchow, »haben bekanntlich ergeben, — ich selbst habe dies Experiment sehr häufig angestellt und in diesem Sinne verfolgt, — dass ein vermehrter Zustrom von Blut (Fluxion, Congestion, Hyperaemie) wochenlang bestehen kann, ein Zustrom von Blut, welcher mit starker Steigerung der Temperatur und entsprechender Röthung verbunden ist, so gross, wie wir sie irgend in Entzündungen antreffen, ohne dass dadurch die Zellen des Theiles im mindesten vergrössert oder gar an ihnen Vorgänge der Wucherung herbeigeführt werden. Wenn man nicht die Gewebe selbst reizt, die Irritation in die Theile selbst einbringt, sei es, dass man die reizenden Stoffe von aussen oder von dem Blut aus wirken lässt, so kann man nicht auf den Eintritt dieser Veränderungen rechnen. Das ist der wesentliche Grund, aus welchem ich folgere, dass diese unzweifelhaft activen Vorgänge in der besonderen Thätigkeit der Elementartheile begründet sind, welche nicht an vermehrten Zustrom von Blut gebunden ist, welche freilich dadurch begünstigt wird, aber auch vollständig unabhängig davon verlaufen kann, und welche sich ebenso deutlich an gefässlosen Theilen darstellt.«[2])

In gleicher Weise hat Virchow die früher so geläufige Annahme eines directen Einflusses der Nerven auf die entzündlichen Vorgänge mit Entschiedenheit zurückgewiesen. »Denn wir können sowohl an gelähmten, als an ganz und gar nervenlosen Theilen durch directe Irritamente dieselben Reizungsvor-

---

[1]) R. Virchow, Cellularpathologie. III. Auflage. S. 365.

[2]) A. a. O. S. 189.

gänge hervorrufen, welche wir an unveränderten und nervenreichen Theilen erzeugen können. Schnelligkeit, Grad und Ausdehnung der Processe mögen verschieden sein, die Processe selbst sind es nicht.« Nur in dem Sinne sind Nerveneinflüsse zu constatiren, dass »mit dem Nachlasse der Innervation ein Nachlass der Widerstandsfähigkeit der Theile oder kurz, eine grössere Praedisposition zu Erkrankungen hervortrete«.

Ich meine, man muss staunen, bis zu welchem Grade in diesen Darlegungen Virchow's der Pilztheorie der entzündlichen Infectionskrankheiten der Boden bereits geebnet ist. In der That, es bedurfte nur einer näheren Kenntniss der »Reize«, welche auf die Zellen wirken, und für die wir nunmehr bei den allermeisten und wichtigsten Krankheiten nichts anderes annehmen können als Bacterien und deren Zersetzungsstoffe, um das Gebäude der Cellularpathologie nach allen Seiten zu vollenden. In dieser Ueberzeugung auch habe ich in dem Vorwort einer im Jahre 1877 erschienenen Schrift[1]) ausgesprochen, »dass die cellularpathologischen Anschauungen, deren Begründung wir Virchow verdanken, durch die neue Erkenntniss im Gebiete der Infectionskrankheiten eine umfangreiche und beinahe ungeahnte Bestätigung gewonnen haben«.

Wenn weder Nerveneinfluss noch hyperaemische Zustände die Entzündung machen, wenn es eine Veränderung ist, die von den elementaren Bestandtheilen des Gewebes ausgeht als Folge eines Reizzustandes der letzteren, und wenn andererseits die Bacterien bei den Infectionskrankheiten im Gewebe sich ausbreiten und daselbst Lebensthätigkeit äussern, ein Vorgang, der ganz nothwendig verändernd auf das Gewebe einwirken muss — dann bedarf es wohl keines besonderen Scharfblickes mehr, um den ursächlichen Zusammenhang dieser beiden Erscheinungsreihen zu begreifen. Die histologische Forschung vor Entdeckung der Bacterien einerseits, die Untersuchungen über die Wirkungsweise der Bacterien und deren Ausbreitung in den Geweben andererseits

---

[1]) H. Buchner: Die Nägeli'sche Theorie der Infectionskrankheiten in ihren Beziehungen zur medicinischen Erfahrung. Leipzig 1877.

haben sich hier zu einem Resultate vereinigt, dessen Existenz auch von dem ärgsten Zweifler kaum mehr in Abrede gestellt werden kann.

Wir müssen also voraussetzen, dass die Bacterien und deren Zersetzungsstoffe die Ursache der bei den meisten, vielleicht bei allen Infectionskrankheiten auftretenden entzündlichen Processe darstellen. Die Entzündung ist die Reaction des Gewebes auf die Bacterienwirkung (wobei unter Reaction zunächst gar nichts anderes verstanden sein soll, als die bestimmte Wirkung einer bestimmten Ursache); in dieser Erkenntniss liegt aber eine weitere Hindeutung über die Rolle, welche der Entzündungsprocess unter den physiologischen Einrichtungen des Körpers zu spielen bestimmt ist.

3. Wirkungen des Entzündungsprocesses auf die im Gewebe vorhandenen Bacterien.

Schon früher habe ich dargethan, dass eine solche Wirkung nothwendig vorhanden sei; jede Veränderung in den äusseren Lebensbedingungen muss für eine Spaltpilzvegetation von Einfluss sein, und zwar entweder im günstigen oder im ungünstigen Sinne. Die nähere Betrachtung wird unzweifelhaft ergeben, dass der Entzündungsprocess nur einen schädlichen Einfluss auf die im Gewebe vorhandenen Spaltpilze zu äussern vermag.

Das Wesen des entzündlichen Vorganges wurde zuerst durch Virchow auf Grund seiner histologischen Studien genauer erkannt. Es besteht nach ihm die eigentliche Veränderung in der entzündeten Zelle zunächst in einer vermehrten Aufnahme und Festhaltung von Nahrungsmaterial, die sich anatomisch durch denjenigen Zustand ausdrückt, für welchen Virchow die Bezeichnung »trübe Schwellung« in Aufnahme brachte. Anstatt, dass man bei einem abnormalen, pathologischen Vorgang, wie es die Entzündung immerhin ist, vielleicht eher eine Schwächung, ein Fahrenlassen des bis dahin festgehaltenen Nahrungsmateriales erwarten sollte, sehen wir also im Gegentheil eine erhöhte Kraftäusserung. Denn die gesteigerte Aufnahme von

Material in die Zelle beruht, wie Virchow stets ausdrücklich und auf gute Gründe hin behauptet hat, keineswegs auf einer passiven Wirkung, etwa einer Hyperaemie des betreffenden Gewebes, sondern entschieden auf einer activen Anziehung von Stoffen, die allerdings schliesslich mittelbar vom Blute her bezogen werden.

Aus dieser Präcisirung des eigentlichen Wesens der Zellenentzündung ergibt sich schon mit hoher Wahrscheinlichkeit der Schluss, dass entzündete Gewebszellen keine geringere, sondern im Gegentheil eine gesteigerte Widerstandsfähigkeit gegenüber den Spaltpilzen zeigen müssen. Denn die Concurrenz zweier verschiedenartiger Zellen äussert sich zu einem wesentlichen Theile darin, dass dieselben sich gegenseitig das gemeinsame Nahrungsmaterial streitig machen, dass jede dasselbe durch stärkere Anziehungskräfte zu beherrschen und für sich in Beschlag zu nehmen sucht. Entzündete Gewebszellen müssen daher eher im Stande sein, einer Bacterienvegetation die nothwendigen Nahrungsstoffe zu entziehen und dieselbe dadurch allmählich der Vernichtung entgegenzuführen, als normale Gewebszellen.

Endgültig entschieden werden kann diese wichtige Frage indess nur durch das Experiment, indem dargethan wird, dass entzündete Gewebszellen und Gewebe in der That eine bedeutend höhere Widerstandsfähigkeit gegen die Bacterien zeigen als normale. In diesem Falle könnte man nicht mehr daran zweifeln, dass die Spontanheilung der Infectionskrankheiten im allgemeinen wesentlich auf dem Eintreten entzündlicher Processe beruht, welche dem von Bacterien befallenen Gewebe gegen das weitere Vordringen der Pilze Schutz gewährt und die vorhandenen Spaltpilze allmählich dem Untergang entgegenführt.

Einen derartigen, völlig beweisenden Versuch habe ich bereits im Jahre 1877 ausgeführt und in folgender Weise mitgetheilt:[1])

»Zum Beweise der erwähnten Vermuthung wird es nöthig sein, dass man zeige, wie bestimmte Spaltpilze, welche zuerst im thierischen Gewebe wirklich Lebensthätigkeit entfalten und sich vermehren, später durch die reactive Veränderung des Gewebes

---

[1]) A. a. O. S. 44.

wiederum benachtheiligt und entweder nur in ihrer Lebensthätigkeit beschränkt oder völlig gehemmt und auf diese Weise getödtet werden. Um diese Vorgänge übersichtlich zu machen, ist es am besten, dieselben zwar im selben Gewebe ablaufen zu lassen, räumlich jedoch von einander zu trennen.«

»Beim Brande findet die stärkste und ausgebreitetste Lebensthätigkeit von Spaltpilzen statt, die in einem thierischen Gewebe überhaupt zu erfolgen vermag. Einspritzung von einigen cbmm. fauliger Fleischflüssigkeit ins Kaninchenohr kann, bei gleichzeitiger Unterbindung der Carotis, innerhalb 36—48 Stunden Brand des Ohres herbeiführen (Gerinnung und schwarze Verfärbung des Blutes, Welk- und Kaltwerden des ganzen Gewebes). Die Vermehrung der Pilze muss hierbei eine enorme, die Beschaffenheit der Bedingungen daher eine für sie besonders günstige sein. Gelingt es, dieser starken Pilzvegetation im Gewebe durch Hervorrufen von Entzündung im letzteren Einhalt zu thun, so muss man schliessen, dass die entzündeten Stellen eine bedeutende Verschlechterung in den Existenzbedingungen der Pilze enthalten, sodass die massenhaft ankommenden Pilze fortwährend in ihrer Lebensthätigkeit gehemmt und wohl auch getödtet werden.«

»Das Experiment wurde von mir nun so angestellt, dass zuerst ein in faule Fleischflüssigkeit getauchter Faden quer durch das Kaninchenohr unter der äusseren (behaarten) Hautfläche eingezogen ward (bei grösseren Ohren auch etwa unter der inneren Hautfläche). 6—8 Stunden nachher, wenn diese Linie sich entzündet hatte, wurde die Carotis der entsprechenden Seite unterbunden und im oberen Theile des Ohres eine kleine Menge derselben faulen Flüssigkeit unter die Haut eingespritzt. Nach 48 Stunden zeigt sich dann die ganze obere Partie bis an die künstliche Entzündungslinie brandig; hier aber schneidet die Veränderung scharf ab, und das untere Stück des Ohres bleibt normal, während die obere Hälfte brandig abstirbt und vertrocknet.«

Der Erfolg dieses Versuches ist ganz unzweideutig. Sogar beim Brand, der ja in einer vollen und unumschränkten Herrschaft der Pilze über das Gewebe besteht, wo die Bacterien massenhaft gegen die noch intacten angrenzenden Theile vordringen, vermag eine entzündete Partie des nämlichen Gewebes gegen diese energischen Angriffe Widerstand zu leisten. Die entzündete Linie bildet einen Wall, den die Pilzwucherung nicht zu durchbrechen vermag, der Process begrenzt sich, und die übrigen Theile des Gewebes sind gerettet. Und dies ist möglich obwohl die Blutzufuhr zum Ohre durch die Unterbindung der Carotis äusserst herabgesetzt, die gesammte Widerstandskraft des Gewebes dadurch auf ein bedeutend tieferes Niveau heruntergedrückt ist. Man sollte im Gegentheil voraussetzen, dass ein solches Ohr, wenn einmal der Brand sich in demselben etablirt hat, jedesmal vollständig verloren sein müsse. Um so deutlicher tritt daher der äusserst zweckmässige Character derjenigen Veränderung hervor, welche die Entzündung im Gewebe mit sich führt.

Diese Entzündung wurde hier durch einen mit fauliger Flüssigkeit imprägnirten Faden, d. h. ebenfalls durch Bacterien und deren Zersetzungsstoffe, herbeigeführt; denn ein reiner Faden bewirkt lange nicht so rasch und bei weitem nicht so heftige Entzündungserscheinungen. Aber die am Faden haftenden Pilze waren nicht zahlreich, die Zersetzungsstoffe nicht massenhaft genug, um ihrerseits selbst sofort brandige Zerstörung, völlige Vernichtung der Widerstandsfähigkeit des Gewebes herbeizuführen, sowie es einige Tropfen der gleichen Faulflüssigkeit an einem anderen Theile des Ohres zu thun vermochten. Vielmehr hatte das Gewebe noch die Möglichkeit, eine reactive Veränderung einzugehen, welche nicht nur die mit dem Faden eingebrachten Bacterien schliesslich vernichtete, sondern auch als schützendes Hinderniss gegen die weiterhin andringenden Pilze zu dienen vermochte. Der Faden erzeugte also dasjenige, was man als »Demarcationsentzündung« bezeichnet, und es ist damit bewiesen, dass die demarkirende Entzündung, die allerdings durch die im Gewebe vordringenden Bacterien bewirkt wird, andererseits als wahre Begrenzungsursache des Brandes betrachtet werden muss. Diese Demarcationsentzündung, die sonst spontan einzutreten pflegt, wurde eben im Experiment absichtlich und an einer bestimmten Stelle hervorgerufen. Wir begreifen aber jetzt, durch welche Umstände sonst die spontane Begrenzung des Brandes bedingt wird.

Es muss hierbei im Bereich der vordringenden Pilzvegetationen das Gewebe die Möglichkeit gewinnen, in Folge der Reizung, welche die ersten andringenden Bacterien ausüben, in entzündliche Reaction zu gerathen, bevor noch das Gros der Bacterien an der betreffenden Stelle angelangt ist. In der That sehen wir ja beim Brand von Theilen, deren Ernährung unterbrochen ist, ganz regelmässig beim Vordringen des Brandes bis zum gesunden, noch ernährten und eben desshalb reactionsfähigeren Gewebe alsbald die Demarcation sich einstellen. Es ist wesentlich ein Wettlauf zwischen der Bacterienvegetation und der entzündlichen Reaction des Gewebes; je langsamer die Bacterien vordringen, um so eher wird das Gewebe Zeit gewinnen, eine genügende entzündliche Veränderung einzuleiten, welche die Begrenzung des Brandes herbeizuführen vermag.

Alle diese Darlegungen und die Versuche, auf denen dieselben begründet sind, habe ich schon vor sechs Jahren mitgetheilt, ohne dass dieselben, soviel mir bekannt ist, von irgend einer Seite her Berücksichtigung gefunden hätten. Die Experimente wurden weder angezweifelt noch nachgemacht, sie fanden überhaupt keine Beachtung. Und doch handelt es sich hier meines Erachtens um den wichtigsten Versuch, welchen die neuere experimentelle Pathologie überhaupt aufzuweisen hat. Denn wir erhalten hier zum erstenmal einen Aufschluss über die allgemeine physiologische Bedeutung des Entzündungsprocesses, wir erkennen die entzündliche Veränderung des Gewebes als die natürliche, zweckmässige, zur Heilung führende Reaction der thierischen Organisation gegenüber den Spaltpilzen.

Es ist klar, dass diese Einrichtung, wie alle Eigenschaften der Lebewesen nur ganz allmählich im Laufe des phylogenetischen Entwicklungsganges der thierischen Organisation sich zu dem gegenwärtig vorhandenen Grade herausgebildet haben kann; aber es ist auch ohne weiteres klar, dass nur eine zweckmässige derartige Einrichtung überhaupt sich ausbilden und erblich werden konnte, unmöglich dagegen etwa eine unzweckmässige. Auch diese Ueberlegung beweist uns aufs neue unwiderleglich, dass die Reaction des Gewebes gegen die Spaltpilzwirkung für die Bacterien nur von ungünstigen Folgen sein kann. Seit Erdperioden besteht voraussichtlich der Kampf der Thierorganismen mit den Spaltpilzen. Wie wäre es möglich, dass thierische Organisationen mit unzweckmässiger Reaction überhaupt auf die Dauer sich hätten erhalten können? Selbst dann, wenn wirklich Thierorganismen mit unzweckmässiger Reaction einmal existirt hätten, so wären sie nothwendig im Laufe der Zeiten wieder vom Schauplatze der lebenden verschwunden.

4. Praktische Folgerungen.

Wenn nun diese neue Erkenntniss über die tiefere Bedeutung des Entzündungsvorganges feststeht — und ich wüsste in der That nicht, was sich Begründetes dagegen vorbringen liesse — dann eröffnet sich uns eine Hindeutung, in welcher Richtung Mittel gesucht werden müssen, um auf die Widerstandsfähigkeit der Gewebszellen in günstiger Weise einzuwirken. Allerdings würde es sich in unserem speciellen Falle, wo es nur auf die Bekämpfung der Lungentuberculose ankommt, eigentlich bloss um die Widerstandsfähigkeit des Lungengewebes handeln gegenüber den bei der Tuberculose und Phthise betheiligten Bacterien. Gleich im voraus kann ich jedoch bemerken, dass es solche specielle Mittel, die nur auf das Lungengewebe einwirken würden, unseres Wissens nicht gibt. Ausserdem aber wäre auch die Anwendung solcher specieller Mittel gerade in diesem Falle kaum besonders zweckmässig, weil ja die Tuberculose oft genug von der Lunge aus auch andere Organe, namentlich den Kehlkopf und den Darm ergreift, und weil also auch diese Organe gegen die Wirksamkeit der Bacterien geschützt werden müssen. Es ist daher nöthig, die vorliegende Frage ganz allgemein zu behandeln.

Da das Wesen der Zellenentzündung in einer erhöhten Aufsaugung und Festhaltung von Nahrungsmaterial, in einer erhöhten Kraftäusserung der Zellen besteht, so werden die gesuchten Mittel nothwendig das gleiche bewirken müssen. Solche Wirkungen möchte ich hinfort, ohne damit über das nähere Geschehen bei diesem Vorgange irgend etwas auszusagen, als krafterhöhende oder »dynamische«, diejenigen von entgegengesetzter Richtung dagegen als kraftzerstörende oder »adynamische« bezeichnen. Es empfiehlt sich die Aufstellung einer neuen Bezeichnungsweise jedesmal, wenn ein neuer, bestimmter Begriff in die Wissenschaft eingeführt werden soll. Mit einem bestimmten Begriffe aber haben wir es hier zu thun; denn eine dynamische Wirkung soll nicht etwa ganz allgemein diejenige sein, welche vielleicht die Nervenfunctionen zeitweilig belebt und dadurch dem Körper vorübergehend einen Zustand scheinbarer Kräftigung verleiht. Solche Wirkungen, wie sie etwa durch Caffeïn, Nicotin etc. ausgeübt werden, gehören keineswegs unter diesen neu aufgestellten Begriff. Vielmehr verlange ich für die dynamische Wirkung das ganz Specielle, dass dadurch in der Gewebszelle die nämliche Veränderung hervorgebracht werde, die Virchow als den Anfang und das eigentliche Wesen der entzündlichen Veränderung erkannt hat: die active Anziehung und Festhaltung von Ernährungsmaterial, das aus der Umgebung der Zelle entnommen ist.

Vielleicht wird der neue Begriff noch deutlicher, wenn wir zunächst den Gegensatz, die adynamische Wirkung näher betrachten. Derartige Wirkungen werden im allgemeinen durch solche Stoffe ausgeübt, die wir als »Giftstoffe« bezeichnen. Es sind jedoch keineswegs nur die eigentlichen Vergiftungen, bei denen wir adynamische Wirkungen antreffen; vielmehr finden wir dieselben namentlich bei jenen schweren Erkrankungen, welche die Ernährung in tiefgehender Weise schädigen, wie z. B. Tuberculose, bösartige Neubildungen u. s. w. Es gelangen eben hier von den erkrankten Theilen aus Stoffe in den Kreislauf, welche adynamische Wirkungen auf alle Gewebe äussern. Wenn auch ein solcher Kranker genügende Mengen von Nahrungsmaterial zu sich zu nehmen und zu verdauen vermag, so sehen wir trotzdem den Schwund beinahe sämmtlicher Körpergewebe immer weiter voranschreiten. Die Zellen erhalten zwar Nahrungsmaterial zugeführt, allein sie sind nicht mehr im Stande, dasselbe festzuhalten und für ihre Zwecke zu verwenden. Ganz das Gleiche kann vielleicht auch durch blossen Nerveneinfluss bewirkt werden; auch herabstimmende Gemüthsaffecte können bekanntlich die Ernährung in tiefgehender Weise schädigen.

Wenn wir nun die Entzündung als höchsten Grad der dynamischen Wirkung betrachten, dessen pilzfeindlicher Einfluss entschieden feststeht, so könnte man zunächst die Frage aufwerfen, ob dann auch geringere Grade dynamischer Wirkungen nothwendig dem Gewebe einen Schutz gegen Bacterien verleihen müssen, ob es nicht etwa möglich wäre, dass diese geringeren Grade im Gegentheil die Pilze begünstigen? Diese Frage ist von grösster Wichtigkeit, weil ja zu Heilzwecken offenbar nur in den seltensten Fällen eine hochgradige dynamische oder entzündliche Wirkung in Anwendung kommen könnte, einfach wegen der damit verbundenen Gefahr. Denn eine eigentliche Entzündung, wenigstens eine hochgradige, schliesst für die Zelle, wie uns die histologische Forschung schon längst gelehrt hat, stets das Risico ungünstigen Ausganges in sich, namentlich die Gefahr fettiger Metamorphose, die häufig vom Untergange der Zelle gefolgt ist.

Um so eher könnte man etwas derartiges vermuthen, weil ja bei mehreren Infectionskrankheiten anscheinend gerade ein guter Ernährungszustand des Körpers praedisponirend wirkt, oder wenigstens die Erkrankung nicht zu verhindern vermag; so z. B. bei Abdominal-Typhus. Indess ist es klar, dass solche Vorkommnisse keinen entscheidenden Schluss zulassen, einfach desshalb, weil trotz der guten Ernährung des Gesammtkörpers diejenigen Organe, welche gerade zur ersten Vegetationsstätte der betreffenden Infectionspilze während des sogenannten Incubationsstadiums dienen, (beim Abdominaltyphus wahrscheinlich die Lymphorgane der Dünndarmwandung) möglicherweise an dem günstigen Kräftezustand des ganzen Körpers nur in ungenügender Weise participiren, und ganz wohl in einem weniger günstigen Zustand sich befinden können. Die Praedisposition gewisser Altersklassen zu gewissen Infectionskrankheiten liesse sich ohnedem in gar keiner anderen Weise zurechtlegen, als durch bestimmte, noch unbekannte Veränderungen in einzelnen Organen, welche vom allgemeinen Ernährungszustand bis zu einem gewissen Grade unabhängig sind.

Abgesehen davon aber kann man anführen, dass mindestens ebenso viele Infectionskrankheiten umgekehrt durch schlechten allgemeinen Ernährungszustand des Körpers begünstigt werden. Es zeigt sich daher, dass aus dem Gesammternährungszustand und namentlich aus der Entwicklung des Fettgewebes, das ja so häufig unser Urtheil bestimmt, im allgemeinen kein sicherer Schluss auf den Zustand der einzelnen Organe und Gewebe gezogen werden kann. Und namentlich die Tuberculose liefert uns hierfür schlagende Beispiele; bei abgemagerten, stets schwächlichen, bereits gealterten Individuen kann sich die siechhafte Disposition des Lungengewebes zur Schwindsucht ebenso finden, wie bei anscheinend blühenden, jugendlichen Individuen.

Diese allgemeinen Erfahrungen lassen uns daher über die aufgeworfene Frage völlig im Stich. Trotzdem kann jedoch ein sicherer Entscheid getroffen werden durch die specielle Betrachtung des Vorganges bei der Entzündung. Wäre die Annahme zulässig, dass normale Zellen, die sich zur Entzündung anschicken, nothwendig zuerst durch einen Zustand geminderter Widerstandsfähigkeit gegen die Spaltpilze hindurchgehen müssten, dann wäre die heilende Wirkung der Entzündung überhaupt unmöglich. Denn die nächste Folge einer solchen Herabminderung der Widerstandsfähigkeit der Gewebszellen wäre eine verstärkte Ausbreitung und Wirkung der Bacterien; die Bacterien würden also, z. B. beim Brande, unmittelbar in die nächste Zellenschichte weiter vordringen können; auch diese Schichte würde aber zunächst in einen Zustand geminderter Widerstandsfähigkeit gerathen u. s. f.; es wäre daher gar nicht zu begreifen, wie schliesslich unter solchen Umständen eine Begrenzung des Brandes zu Stande kommen könnte.

Wir dürfen daher mit Bestimmtheit annehmen, was ja aus den oben gegebenen Andeutungen über das Wesen des Concurrenzvorganges schon sehr wahrscheinlich ist, dass auch die geringeren, auch die geringsten Grade entzündlicher Reizung, besser gesagt, dynamischer Wirkung (da hier die wahrnehmbaren Merkmale der

Entzündung noch völlig fehlen) die Widerstandsfähigkeit der Gewebszellen gegen die Bacterien nur erhöhen, niemals aber vermindern können.

Dynamische Wirkungen nun werden wir von solchen Stoffen zu erwarten haben, welche als reine Entzündungsmittel sich darstellen. Es gibt zwar vielleicht eine ganze Reihe derartiger Stoffe; aber es sind doch nur einige wenige, welche als exquisite d. h. als ganz sichere und schon in kleinen Mengen wirksame Entzündungsreize sich zeigen und denen keine anderweitigen Nebenwirkungen zugeschrieben werden können. Diese Stoffe müssen bei abgestufter Anwendung alle Grade von dynamischer Wirkung erkennen lassen. Wenn sich der Beweis hierfür auch zunächst nicht auf mikroskopischem Wege erbringen liesse, da ja so viele physiologische Zustände an den Zellen uns histologisch noch verborgen bleiben, so muss derselbe doch auf experimentell physiologischem Wege geliefert werden können.

Als derartige Stoffe habe ich nun vorerst Arsen und Phosphor ins Auge gefasst, denen auch Antimon, obwohl weniger wirksam und zweckmässig, angereiht werden kann. Dabei bin ich weit entfernt, zu behaupten, dass dies die einzigen Stoffe sind, die eine solche Wirkung haben könnten. Vielleicht wird man noch andere Mittel finden, die ebenso gut oder noch besser wirken und die an Stelle der obigen substituirt werden können. An der Theorie, die ich entwickelt habe, würde dies nicht das mindeste ändern; denn jedes dieser Mittel wird nothwendig die Bedingung erfüllen müssen, dynamische, und bei stärkerer Anwendung entschieden entzündliche Wirkungen auf die Gewebszellen zu äussern. Ich protestire daher gleich im voraus dagegen, dass man die therapeutische Anwendung von Arsen oder Phosphor mit meiner Theorie identificire. Diese beiden Mittel könnten möglicher Weise durch bessere ersetzt werden, ohne dass meine Theorie im mindesten dadurch eine Widerlegung erführe. Arsen und Phosphor wurden ja auch seit urältesten Zeiten als Heilmittel angewendet. Ihre Rehabilitirung ist also durchaus nichts Neues. Neu aber ist die Erkenntniss, warum und zu welchem Zwecke solche Mittel und gerade nur solche bei Infectionskrankheiten, speciell bei der Tuberculose, in Anwendung gezogen werden müssen.

Es handelt sich nun vor allem um den Beweis, dass Phosphor und Arsen ausser den entschieden entzündlichen Wirkungen, an denen niemand zweifelt, in geringeren Mengen alle die abgestuften dynamischen Wirkungen erkennen lassen, von denen meiner Ansicht nach eine Erhöhung der Widerstandsfähigkeit des Gewebes gegen die Bacterien zu erwarten steht.

---

3. Allgemeine Wirkungen der fortgesetzten Zufuhr kleiner Arsen- und Phosphormengen auf den thierischen Organismus.

Für gewöhnlich kennt man von Arsen und Phosphor nur die entzündlichen, d. h. die starken, gefährlichen Wirkungen. Es ist eine alte, pathologische Erfahrung, dass Phosphor- und Arsenvergiftung heftige Entzündung der wichtigsten Körpergewebe mit sich führt, die meistentheils rasch zu fettiger Metamorphose der Zellen überleitet, wodurch denn der Untergang der Organbestandtheile und damit des ganzen Organismus besiegelt ist. Von den schwächeren, rein günstigen dynamischen Wirkungen dieser Mittel weiss man dagegen nichts. Oder richtiger gesagt, man hat zwar von denselben gehört, da jedoch, mit wenigen Ausnahmen, beinahe niemand diese wichtigen schwächeren Wirkungen zum Gegenstand eingehenderer Forschung gemacht hat, so fehlte bisher jegliches Verständniss für den inneren Zusammenhang der günstigen mit den giftigen Wirkungen jener Mittel. Ueberall kann man, namentlich vom Arsen, lesen, dass dieser Stoff merkwürdiger und völlig unbegreiflicher Weise zwei ganz entgegengesetzte Wirkungen in sich vereinige, eine furchtbar giftige, und andererseits eine sehr fördernde und heilende. Man glaubte hier wirklich einen »lusus naturae« vor sich zu haben, während doch das Beispiel der Geologie zeigen konnte, dass solche anscheinende »Scherze der Natur« bei näherem Zusehen sich unter Umständen in ganz ernsthafte werthvolle Erkenntnisse auflösen lassen.

Glücklicher Weise nun hat es aber auch Ausnahmen gegeben, und unter diesen sind vor allem die gründlichen Untersuchungen zu erwähnen, welche G. Wegner über die Wirkung lange fortgesetzter kleiner Phosphorgaben bei verschiedenen Thieren (Kaninchen, Katzen, Kälber, Hunde, Hühner) angestellt und im Jahre 1872 in Virchow's Archiv publicirt hat [1]). Diese Untersuchung, welche hauptsächlich in der Absicht unternommen war, Aufschluss über das Entstehen der Phosphornekrose bei Arbeitern in Zündholzfabriken zu erlangen, hat nun in jeder Hinsicht die merkwürdigsten Resultate zu Tage gefördert. Weit entfernt, dass die Thiere etwa durch die fortgesetzte innerliche Darreichung geringer Phosphormengen in chronisches Siechthum verfielen, so zeigte sich im Gegentheil eine günstige Wirkung auf das Allgemeinbefinden. Ausdrücklich betont Wegner, er habe sogar neugebornen Kaninchen ohne irgendwelchen Schaden Phosphor in angemessener Quantität gegeben »bei bestem Befinden dieser so empfindlichen Thiere«. Dem entsprechend trat auch niemals Kieferperiostitis ein, nicht einmal, wenn Stücke der Mundschleimhaut ausgeschnitten wurden. Diese Kieferperiostitis mit Nekrose entwickelte sich allerdings, wenn die Thiere der Einwirkung von Phosphordämpfen ausgesetzt waren; aber auch in diesem Falle entstand ein ulceröser Process nur am Kiefer, dagegen nicht an anderen Knochen, die man durch Freilegen des Periosts der Einwirkung der Phosphordämpfe aussetzte. Wegner beschreibt diese wichtigen Versuche in folgender Weise:

»Legt man an der inneren breiten Fläche der Tibia beim Kaninchen durch Incision und partielle Excision der bedeckenden Weichtheile das Periost in grösserer Ausdehnung frei und unterhält man diesen Zustand mehrere Wochen dadurch, dass man die zur Verwachsung geneigten Theile immer wieder von neuem aus einander zerrt, so entsteht unter gewöhnlichen Verhältnissen eine unbedeutende oberflächliche ossificirende Periostitis der Tibia in der Ausdehnung der Wunde, deren Producte übrigens vergänglich sind, nach der Vernarbung durch Resorption schnell schwinden. Bringt man gleich behandelte Thiere dagegen unter

[1]) Bd. 55. S. 11.

den Einfluss der Phosphordämpfe, so producirt das intensiv gereizte Periost sehr viel massenhaftere und dabei dichtere ossificirende Lagen auf der Oberfläche; es entsteht eine ungleich beträchtlichere dickere Hyperostose und wunderbar genug, eine Hyperostose, deren Knochenmassen einen stabilen Charakter haben, sich Monate nach der Heilung noch unverändert erhalten«.

Hieraus geht zunächst hervor, dass die ulcerirenden Processe und die Nekrose am Kiefer keineswegs eine nothwendige Folge der Phosphoreinwirkung sind. Vielmehr muss hier am Kiefer etwas anders wirken, was erst die an und für sich ungefährliche Phosphorwirkung zu einer nachtheiligen gestaltet, eine Anschauung, die auch bereits von Wegner geäussert worden ist. Höchst wahrscheinlich handelt es sich dabei um die directe mechanische Einwirkung des Kauens auf das blossliegende Kieferperiost, wodurch, wie begreiflich, verschiedene besondere Schädlichkeiten mit sich geführt werden.

Zweitens beweisen diese Versuche einen ganz merkwürdigen Einfluss des Phosphors auf den Knochen, richtiger auf das Periost, eine Einwirkung, die nach Virchow als »formative Reizung« zu bezeichnen wäre. Bekanntlich hat Virchow bei den Zellen functionelle, nutritive und formative Reizung unterschieden. Abgesehen von der functionellen Reizung, welche uns hier nicht beschäftigt, gehören nutritive und formative Reizung gemeinschaftlich unter den neu aufgestellten Begriff der dynamischen Wirkung. Die Trennung beider Zustände war von Virchow aus histologischen Gründen angenommen worden, weil sich anatomisch zwischen einer einfachen Hypertrophie (ohne Zunahme der Zellenzahl) und einer Hyperplasie (numerischen Hypertrophie) sehr wohl unterscheiden lässt. Für die rein physiologische d. h. rein ursächliche Betrachtung dagegen scheint diese Auseinanderhaltung nicht nöthig, weil durch ein und dieselbe Ursache je nach der Dauer und Stärke der Wirkung entweder nur nutritive oder auch formative Reizung gesetzt werden kann, weil die Vermehrung der Zellen aus dem Zustand gesteigerter Ernährung derselben unmittelbar und, wie man wohl behaupten kann, mit Nothwendigkeit sich entwickelt. Die von Wegner beobachtete Bildung dauerhafter Hyperostosen beweist also eine dynamische Wirkung des Phosphors, d. h. eine Wirkung, welche den wesentlichen Charakter der entzündlichen an sich trägt, ohne jedoch selbst schon Entzündung zu sein.

Des weiteren fand nun Wegner bei lange fortgesetzter innerlicher Darreichung kleiner Phosphorgaben bei jüngeren wachsenden Thieren ebenfalls constant Veränderungen am Knochensystem: hauptsächlich gesteigertes Längenwachsthum gegenüber den Knochen der Controlthiere; an allen Stellen ferner, wo sich aus Knorpel normal spongiöse Knochensubstanz entwickelt, wird statt dieser weitmaschigen eine vollkommen solide Knochenmasse erzeugt. Dies wurde besonders an einem Kalbe nachgewiesen. Sehr stark auch ist die nämliche Wirkung bei Hühnern. Es gelingt hier durch über Monate fortgesetzte Fütterung endlich eine factische Verschliessung der ursprünglichen Markhöhle durch wirkliche Knochensubstanz zu erreichen. Die chemische und mikroskopische Beschaffenheit dieses Knochens aber sind dieselben wie die des normalen.

Um diese Erscheinungen zu erzielen, hierzu genügt nach Wegner's Erfahrungen bei einem halbwüchsigen Kaninchen die tägliche Gabe von 15^{mg} Phosphor; junge Hühner und ausgewachsene Kaninchen können das doppelte vertragen, ausgewachsene Hühner das vierfache.

Während man nun nach diesen Angaben glauben könnte, die dynamische Wirkung des Phosphors beschränke sich nur auf das Knochengewebe, so finden sich doch andererseits Thatsachen, welche dieser Annahme direct widersprechen. Bei Steigerung der Phosphorgaben treten nämlich nach Wegner's Beobachtungen auch in anderen Organen Erscheinungen auf, die nur in gleichem Sinne gedeutet werden können. Im Magen zeigt sich Hyperaemie der Schleimhaut, nach Monaten Verdickung der Mucosa um das dreifache, mit Verlängerung der Drüsenschläuche und Auftreten starker bindegewebiger Stränge. Ebenso zeigt sich die Leber ergriffen; hauptsächlich betrifft hier die Zunahme das interstitielle Gewebe; zunächst kann das ganze Organ geschwollen sein, der Ausgang aber erfolgt stets in Atrophie und zwar meist in Granularatrophie, welche durch die übermässige Zunahme des Bindegewebes bedingt ist.

Aus diesen auffälligen und durch ihre Intensität schädlichen Wirkungen etwas grösserer Phosphorgaben darf man mit Bestimmtheit schliessen, dass auch kleinere Gaben auf die genannten Organe eine Wirkung im gleichen Sinne haben müssen. In der That scheint diese, zunächst sehr günstige dynamische Wirkung auf die meisten oder auf alle Körpergewebe aus der Angabe Wegner's hervorzugehen, es habe ihm, ebenso wie unbetheiligten mit der Pflege vertrauten Individuen geschienen, »als ob die mit Phosphor behandelten Thiere im grossen und ganzen sich kräftiger entwickelten, als ob das Knochensystem und mit ihm die Musculatur ein erheblicheres Wachsthum dargeboten hätten«, als bei den Controlthieren. Man könnte dieser sehr vorsichtig ausgesprochenen Angabe Wegner's allerdings kein grosses Gewicht zuschreiben, wenn nicht beim Arsen, dessen Wirkungsweise in jeder Hinsicht derjenigen des Phosphors analog ist, diese günstige allgemeine dynamische Wirkung eine längst bekannte und ganz unzweifelhafte Thatsache wäre. Wegner aber scheint damals die völlige Analogie zwischen Phosphor- und Arsenwirkung verborgen geblieben zu sein; es mochte ihm desshalb gerathen scheinen, eine so paradox klingende Thatsache wie die von der günstigen Wirkung des »giftigen« Phosphor nur mit möglichster Vorsicht auszusprechen. Wir wissen jetzt im Gegentheil, dass ein reines Entzündungsmittel bei minimaler Zufuhr abgestufte dynamische Wirkungen äussern muss, die nur in einem erhöhten Ernährungszustande des Gewebes sich äussern können.

Eine ebenso gründliche Experimentaluntersuchung existirt ferner über die Wirkung fortgesetzter kleiner Arsengaben auf den thierischen Organismus. Diese Untersuchung wurde von Th. Gies im 8. Band des Archivs für experimentelle Pathologie und Pharmakologie im Jahre 1877 veröffentlicht. Auch hier zeigte sich zunächst, dass minimale Arsengaben selbst bei monatelanger Fütterung keineswegs Kachexie verursachen, sondern im Gegentheile von den Thieren (Kaninchen, Schweine, Hühner) sehr gut vertragen werden, eine Thatsache, die übrigens beim Arsen, namentlich bezüglich der Pferde, schon seit alten Zeiten bekannt ist. Des weiteren fanden sich bei lange fortgesetzter Fütterung jüngerer wachsender Thiere, ebenso wie beim Phosphor, bestimmte Einwirkungen auf das Knochensystem: beträchtliche Steigerung des Längen- und Dickenwachsthums gegenüber den Knochen der Controlthiere; ferner ebenfalls Zunahme der dichten, compacten mit entsprechender Abnahme der weitmaschigen, spongiösen Knochensubstanz, was namentlich auch an den platten Schädelknochen, den Wirbelkörpern und Beckenknochen constatirt wurde. Die mikroskopische Untersuchung der unter dem Arseneinfluss neugebildeten Knochensubstanz liess erkennen, »dass diese aus vollkommen wohlgebildetem Knochengewebe bestand, das sich von dem normalen nur dadurch unterschied, dass bei den arsenigen die Knochenbalken viel breiter, derber, massiver waren, während die der normalen bedeutend schwächlicher, feiner, graciler sind; umgekehrt verhalten sich die Zwischenräume zwischen den Knochenbalken; während diese bei den arsenigen klein und eng sind, sind sie bei den normalen viel weiter und grösser«. Entsprechend diesen Veränderungen konnte Gies das interessante Factum nachweisen, dass die Knochenkörperchen an ganz parallelen Abschnitten der Knochen arseniger Thiere um ein bedeutendes kleiner sind, als bei den normalen Thieren. Bei je 480 genauen Messungen der Knochenzellen sowohl an den Längs- wie Querabschnitten der langen Röhrenknochen ergab sich die durchschnittliche Länge bei normalen Thieren auf 0,0196, bei den arsenigen dagegen nur auf 0,0140 mm. Ebenso auch fand sich die relative Zahl der Knochenkörperchen im arsenigen Knochen vermindert. Eine genaue Zählung ergab, dass auf 10 Knochenkörperchen im arsenigen, 15 im normalen Knochen entfallen. Bei bereits ausgewachsenen Thieren bewirkte das Arsen allerdings keine Steigerung des epiphysären Wachsthums mehr, dagegen fand sich hier die Corticalis der Diaphyse nicht unerheblich verdickt.

Diese Veränderungen, welche Gies an den Knochen seiner Versuchsthiere constatiren konnte, waren nun aber keineswegs die einzigen. Vielmehr zeigte sich »vor allem die gesammte Ernährung gehoben«, sämmtliche Versuchsthiere, auch die bereits ausgewachsenen wurden nach fortgesetzter Arsenfütterung schwerer, und die Fettablagerung steigerte sich am ganzen Körper. Auch beim Arsen wäre es daher ein grosser Irrthum, etwa eine specifische Wirkung auf das Knochenwachsthum annehmen zu wollen. Am Knochen sind nur die eingetretenen Veränderungen am sichersten und deutlichsten zu constatiren. Es ist aber klar, dass das Arsen, das bei stärkerer Dosirung in allen Geweben entzündliche Erscheinungen hervorruft, die meist rasch in fettige Metamorphose übergehen, dass dieser Stoff auch in geringeren Mengen auf alle Organe dynamisch einwirken muss, eine Einwirkung, die sich bei geringerer Intensität als eine rein günstige, den Ernährungszustand und das Wachsthum fördernde darstellt. Die Resultate von Gies über den allgemeinen günstigen Einfluss des Arsens auf die Ernährung sind daher keineswegs unbegreiflich, sind keineswegs eine Absurdität, wie man gemeint hat. Im Gegentheile sind sie, wenn Virchow's Auffassung über das Wesen der Entzündung zu Recht besteht, die nothwendige Folge minimaler Einwirkung eines reinen, d. h. mit keinerlei Nebenwirkung behafteten Entzündungsmittels.

Uebrigens waren die Dosen, welche von den Versuchsthieren von Gies vertragen wurden, nicht einmal ganz minimale. Allerdings genügte schon eine äusserst geringe Einwirkung, ½—2 mg per Tag bei Kaninchen, zur Hebung der gesammten Ernährung und zur Modificirung des Knochenwachsthums. Allein es konnte auch, bei Fortbestand der günstigen Wirkung im Laufe von Monaten bis zu 7 mg per Tag hinaufgestiegen werden. Ja, Hahnen vertrugen sogar die ungemein grosse Dose von 140 mg per Tag, wenn der Organismus durch ganz allmähliche Steigerung an so hohe Dosen angewöhnt worden war. Da bei der therapeutischen Anwendung des Arsens beim Menschen die Maximaldosis per Tag in der Regel auf 10 mg angegeben wird, so sind sowohl jene Gaben bei Kaninchen als namentlich die bei Hahnen zulässigen als wahrhaft riesig zu bezeichnen in Anbetracht des relativ geringen Körpergewichtes dieser Thiere. Ein Mensch von

60 kg müsste, wenn es nur auf das Körpergewicht ankäme, nach diesen Versuchen an das 20fache der Kaninchendosis, = 140 mg per Tag, allmählich angewöhnt werden können und sich dabei wohlbefinden. Wir werden im Verlaufe sehen, dass dies und noch mehr allerdings möglich ist. Indess geht aus dem Beispiel der Hühner wohl bereits hervor, dass die Maximaldosis des Arsens hauptsächlich von der Einwirkung dieses Mittels auf das Nervensystem abhängt. Das weniger entwickelte Nervensystem der Vögel vermag bedeutend mehr davon zu ertragen, als das höher ausgebildete der Säugethiere, und es ist klar, dass dementsprechend die Angewöhnungsfähigkeit beim Menschen eine noch viel bedingtere ist, d. h. dass es viel längerer Zeiträume bedarf, um hier allmählich diejenige Toleranz gegen das Arsen zu erzielen, welche die Anwendung grösserer Dosen überhaupt ermöglicht.

Abgesehen von diesen exacten Versuchen kritischer Forscher existiren nun aber auch zahlreiche Erfahrungen, welche die dynamische Wirkung kleiner Arsendosen auf Thiere unzweifelhaft erkennen lassen. Seit alten Zeiten ist das Arsen als Mästungsmittel bei Rindern und Schweinen bekannt. Namentlich bei Pferden aber ist der günstige Einfluss desselben auf die gesammte Ernährung, die Haltung, das Aussehen und den Muth dieser Thiere durch tausendfache Erfahrungen so sicher gestellt, dass es unmöglich ist hieran zu zweifeln. Leider jedoch erfreut sich diese günstige Arsenwirkung gerade bei den Pferden im allgemeinen nicht der entsprechenden Anerkennung. Es rührt dies einfach davon her, dass die Arsenfütterung meist von den Pferdehändlern vorgenommen wird, die ihre Thiere vortheilhaft verkaufen wollen. Der Käufer nun, der von dem Arsen nichts weiss und kein Arsen mehr zuführt, sieht zu seinem Verdrusse nach kurzem das gute Aussehen und den guten Ernährungszustand der Thiere wieder schwinden und ist desshalb sehr geneigt, dem Mittel zu fluchen, das zum Betruge gebraucht wurde. Es ist aber klar, dass in diesem Falle das einzig rationelle Verfahren wäre, die Arsendarreichung fortzusetzen. Denn nicht nur für kurze Zeit äussert dieser Stoff eine gute Wirkung; vielmehr ist es in Steiermark, wo die Arsenfütterung bei Thieren seit lange geübt wird, eine bekannte Thatsache, dass Pferde auf Jahre hinaus durch den fortgesetzten Arsengebrauch wohlgenährt, muthig und stark werden[1]).

Vom Phosphor liegen keine derartigen allgemeinen Erfahrungen an Thieren vor, vielleicht aber nur desshalb, weil dieses Mittel wegen der Feuersgefahr und wegen seines unangenehmen Geschmackes und Geruches nicht wohl zu Versuchen verwendet werden konnte. Dagegen kennt man vom Antimon hierhergehörige Thatsachen. So wird nach Hertwig's Angabe in manchen Gegenden der Schwefelspiessglanz zur Beförderung der Mast bei Schweinen und Rindern, besonders aber bei den ersteren angewendet[2]). Und Vogel sagt über den rohen Spiessglanz, man bemerke »bei längerem Gebrauche eine Besserung der Verdauung und schliesslich der ganzen Ernährung. Drüsenschwellungen werden aufgehoben. Solche Thiere nehmen an Gewicht zu, erhalten ein glattes, glänzendes Kleid und elegantere Formen. Seit langer Zeit ist daher das Schwefelantimon ein von Landwirthen, Pferdehändlern und Gestüten gesuchtes Plasticum und Cosmeticum und in erster Linie ein Pferdeheilmittel«[3]). Diese Erfahrungen sind um so merkwürdiger, als bei der sehr geringen Löslichkeit dieser Antimonverbindungen die in Wirkung tretenden Mengen jedenfalls auch nur geringfügige sein können.

4. Allgemeine Wirkungen der fortgesetzten Zufuhr nicht giftiger Arsenmengen beim Menschen.

Beim Menschen besitzen wir weder über Phosphor, noch über Antimon, wohl aber über das Arsen genügende, ja in der That grossartige, nach Tausenden von Beobachtungen zählende Erfahrungen, welche über die Wirkung nicht-giftiger Arsendosen, auch bei langdauerndem Gebrauche ein ganz zuverlässiges Urtheil gestatten. Die grosse Welt kennt allerdings auch hier nur die

[1]) Sitzungsberichte der mathematisch-naturwissenschaftlichen Classe der kais. Akademie der Wissenschaften zu Wien (1860) Bd. 41 S. 575.

[2]) C. H. Hertwig, Handbuch der praktischen Artzneimittellehre für Thierärzte. 4. Auflage. Leipzig 1863.

[3]) E. Vogel, Specielle Arzneimittellehre für Thierärzte (2. Auflage, Stuttgart 1881) S. 413.

»giftigen« Wirkungen; die Begriffe »Arsen« und »Gift« scheinen so unzertrennlich, dass der Laie vielfach unter Gift sich zunächst gar nichts anderes vorstellt als eben das Arsen. Dass kleine Arsenmengen lange Zeit hindurch, Jahre lang, ohne den mindesten Nachtheil genommen werden können, ist der Menschheit im allgemeinen nicht bekannt; noch weniger weiss man davon, dass solche kleine Arsengaben bei fortgesetztem Gebrauch sogar einen sehr förderlichen Einfluss auf die allgemeine Ernährung, die Kraft und Ausdauer des Körpers üben.

Will man über diese Dinge zuverlässige Auskunft, so ist es nöthig, zuerst die Erfahrungen gewissenhafter und tüchtiger Aerzte zu Rathe zu ziehen, welche das Arsen bei zahlreichen Personen und durch lange Zeiträume hindurch angewendet haben. Es ergibt sich aus diesen Erfahrungen zunächst einmal die Unschädlichkeit des Arsengebrauches; fast in allen Angaben aber finden sich ausserdem Hindeutungen über die günstige Allgemeinwirkung auf die Ernährung, die um so zuverlässiger sind, weil die betreffenden Aerzte keine Vorstellung besassen, dass und warum das Arsen einen günstigen Gesammteinfluss zu äussern befähigt sein müsse.

In dieser Beziehung erwähne ich mit Uebergehung der älteren Autoren (Werlhof, Fowler etc.) zuerst den berühmten Ernst Ludwig Heim, k. preussischer Geheimerath und praktischer Arzt zu Berlin, der im Anfang dieses Jahrhunderts, als die Wechselfieber in Berlin sehr heftig und allgemein auftraten, zur versuchsweisen Anwendung des als Fiebermittel altbekannten Arseniks sich entschloss, da die überdies sehr theure Chinarinde sich dem Leiden nicht mehr gewachsen zeigte. Durch seine ersten Versuche zuversichtlicher geworden, wendete Heim alsbald das Mittel in zahlreichen Fällen an und hatte, als er im Jahre 1811 eine kleine Schrift über den »Arsenik als Fiebermittel« schrieb, bereits an 3—400 Personen Erfahrungen gesammelt, die ihn zu den günstigsten Aussprüchen nicht nur über die heilende, sondern auch über die allgemeine Wirkung des Arsens berechtigten. »Die Kranken befanden sich wohl bei dem Gebrauche dieses Mittels. Sie behielten ihre Esslust, verloren ohne jede üble Nebenwirkung ihr Fieber, und wurden eben dadurch gesunder und kräftiger, als sie vor dem Gebrauche des Arseniks waren . . . Die Feinde dieses heroischen Mittels würden nach dem kräftigen und munteren Aussehen dieser ehemaligen Kranken es kaum glauben, dass sie dieses vorzügliche Wohlbefinden einer Arsenikkur verdanken! Es ist in der That nicht übertrieben, mehrere von diesen sind gesunder und stärker geworden, als sie vordem gewesen waren.«

Ein anderer Gewährsmann für das Arsen, ebenfalls ein Berliner Arzt, der berühmte Neuropatholog Romberg, äussert sich nach seinen ausgedehnten Erfahrungen ebenfalls sehr günstig über das Arsen. Die Besorgnisse vor schädlichen Eingriffen vorsichtig verordneten Arseniks in die Reproduction sind nach seinen Beobachtungen »Chimären«, ja er versichert, in den zahlreichen Fällen verschiedenartiger Krankheiten, gegen die er das Arsen häufig anwandte, »niemals einen verderblichen Einfluss, wie etwa Tabes, Hydrops, Lähmung, diese so oft und so lange gefürchteten Gespenster«, sondern im Gegentheil »bei vielen Kranken eine Verbesserung der Ernährung mit gesteigerter Esslust« beobachtet zu haben [1]).

Ganz ähnlich äussert sich der als sehr skeptisch bekannte Hebra über die langdauernde Anwendung des Arsens bei Hautkrankheiten, auf Grund von mehreren hundert Beobachtungen. »Es ereignete sich,« sagt Hebra, »dass mehrere Kranke bis zum Verschwinden ihres Hautleidens die enorme Quantität von 2000 asiatischen Pillen consumirten, in welchen mehr als 160 Gran weisser Arsenik enthalten war. Es versteht sich von selbst, dass beim Gebrauche grosser Dosen von Arsenik der Kranke stets unter ärztlicher Obhut stand und genau beaufsichtigt wurde. In keinem Falle sahen wir eine ungünstige Arsenikwirkung eintreten und können daher mit Beruhigung bei derlei hartnäckigen Hautübeln selbst so grosse Dosen der asiatischen Pillen unsern Collegen empfehlen.« [2]) An einer

[1]) Lehrbuch der Nervenkrankheiten des Menschen (Berlin 1857) S. 66.

[2]) Handbuch der speciellen Pathologie und Therapie von R. Virchow. Acute Exantheme und Hautkrankheiten von Hebra (Erlangen 1860) S. 294.

anderen Stelle aber constatirt Hebra sogar gerade von monatelangem Gebrauch des Arsens einen »in jeder Beziehung günstigen Erfolg«, was offenbar nur dahin verstanden werden kann, dass das Arsen einen allgemein fördernden Einfluss auf den Ernährungszustand geübt habe.

Ebenso betonte der Nachfolger Hebra's Professor Kaposi auf der Naturforscherversammlung zu Graz 1875 aufs neue die Unschädlichkeit der Anwendung grosser Arsendosen durch lange Zeit bei chronischen Hautkrankheiten und erwähnte als Beispiel eines Falles, wo die im Verlaufe eines Jahres consumirte Menge auf 3000 Stück Pil. asiat. sich belief = 22,5 g arsenige Säure, was auf den Tag durchschnittlich 6,2 mg beträgt. Der Erfolg in diesem Falle war sehr günstig, Intoxicationserscheinungen waren niemals zu beobachten.

Von den französischen Aerzten, welche das Arsen in älterer und neuerer Zeit bei gewissen Krankheiten, namentlich Wechselfieber und Neurosen, sehr häufig anwenden, erwähne ich nur die Erfahrungen Isnard's, der sein Urtheil auf ungemein zahlreiche Beobachtungen zu stützen vermag, und der diese Erfahrungen auch ausführlich und im einzelnen beschrieben hat. Nach ihm wird dieser Stoff »leicht und von Anfang an vertragen; gut geleitet hält sich die Toleranz lange, ganze Monate, fast auf unbestimmte Dauer. Diese köstliche Eigenschaft macht ihn zu einem der bequemsten und unschädlichsten Arzneimittel, und er wird viel besser vertragen als die meisten gebräuchlicheren Mittel: Opium, Belladonna, Digitalis, Quecksilber, Jod, Leberthran, Eisen, schwefelsaures Chinin u. s. w.« Ferner sagt Isnard: »Ich habe das Acidum arsenicosum unendliche Male bei Individuen jeden Alters, von zwei Monaten bis zu 70 Jahren, beiden Geschlechts, jeden Temperaments, jeder Constitution angewendet.... Hieraus entnahm ich nun folgendes: Der Arsenik ist nicht bloss nicht schädlich und verursacht keine ungewöhnlichen Intoleranzerscheinungen, sondern im Gegentheil, er wird auch, wenigstens in der bei weitem grössten Mehrzahl der Fälle vollkommen gut vertragen. Anstatt seine Anwendung zu fürchten und zu verwerfen, soll man ihn, sobald er indicirt ist, sogleich anwenden, ohne Furcht vor der Intoleranz, die stets keine ernsten Folgen hat und viel seltener eintritt, als bei jedem anderen Medicament. Diese meine Ueberzeugung stützt sich auf eine strenge Beobachtung und eine sehr ausgedehnte Erfahrung und ist um so fester, als meine stets wachsame Aufmerksamkeit noch angeregt ward durch Forschen nach den von vielen Aerzten so wohlgefällig angegebenen Gefahren.«[1]) Andererseits aber hat gerade Isnard durch die ausführliche Mittheilung einer ganzen Menge von klinischen Fällen den sicheren Beweis geliefert, dass dem Arsen eine mächtig fördernde Wirkung auf die allgemeine Ernährung, den allgemeinen Kräftezustand zukommt und er bezeichnet diese Wirkung als eine »anerkannte Wahrheit«.

Ebenso äussert sich auch der Uebersetzer Isnard's, der preussische Regierungs- und Medicinalrath Le Viseur (Posen) auf Grund eigener 40jähriger Erfahrungen über das Arsen nur in günstiger Weise. Seine »sehr zahlreichen Beobachtungen« von der Heilkraft des Arsens, die 1824 begonnen, hätten sich seitdem, oft zu seinem Erstaunen, so befriedigend fortgesetzt, dass er nie das geringste Bedenken tragen könne, das Mittel da, wo es indicirt scheine, in vorsichtig begrenzten Gaben anzuwenden. Abgesehen von den ausserordentlichen Heilerfolgen bei den verschiedensten Nervenanomalien »scheint das Arsen die in Unordnung gerathenen animalisch vegetativen Functionen zu regeln und die Beschaffenheit bösartiger pathologischer Secrete zu verbessern«. »Bei seinem vielfach langdauernden Gebrauche endlich« hat Le Viseur »niemals gesundheitswidrige Folgen gesehen«.

Was soll man nun angesichts aller dieser bestimmten Erfahrungen, angesichts der Beobachtungen des tüchtigen, ehrlichen Heim, des skeptischen Hebra u. s. w. von den Behauptungen derjenigen früheren Aerzte halten, die von einer therapeutischen Anwendung des Arsens absolut nichts wissen wollten, einfach desshalb, weil sie dieses Mittel von vornherein, auch bei minimaler

[1]) Ch. Isnard, der therapeutische Gebrauch des Arseniks gegen die Krankheiten des Nervensystems. Ins Deutsche übersetzt von C. J. Le Viseur (Erlangen 1867).

Anwendung, für das scheusslichste Gift hielten, das unmöglich anders als höchst verderblich auf den Organismus einwirken könne. In der That, beim Durchgehen der Arsenliteratur findet man auf Seite dieser Arsengegner keineswegs Beweise dafür, dass die vorsichtige therapeutische Anwendung des Arsens in irgend einem Falle geschadet habe. Man findet nur eine ausführliche Schilderung der Symptome von acuter und chronischer Arsenvergiftung, wobei das Arsen entweder in verbrecherischer Absicht beigebracht oder zufällig, durch vergiftete Tapeten oder auf andere Weise dem Organismus einverleibt worden war, und den daran gefügten als selbstverständlich betrachteten Schluss, dass eben ein so gefährliches Mittel überhaupt als Medicament keine Verwendung finden dürfe. Man könnte jedoch ebensogut die Symptome der Morphiumvergiftung, der Chinin-, Blei- und Quecksilberintoxication als Beweis dafür benutzen, dass auch diese Stoffe von jetzt ab keine therapeutische Anwendung mehr finden dürfen. Abusus non tollit usum. Auch die Wärme ist ein für gewöhnlich sehr förderliches und ganz unentbehrliches Agens, das jedoch schon bei geringer Steigerung, schon bei einer Erhöhung der Körpertemperatur um nur 6 Grad tödtliche Wirkungen hervorbringt. In einem späteren Abschnitt werden wir ausführlich auf diese angeblichen Gefahren der therapeutischen Arsendarreichung zurückkommen. Für jetzt sei nur constatirt, dass alle diese Gespenster thatsächlich nicht existiren und dass die Wirkungen des Arsens im menschlichen Körper genau so ablaufen, wie wir es nach Massgabe der experimentellen und theoretischen Aufschlüsse erwarten müssen.

Den stärksten Beweis hierfür, dessen Gewicht über alle die ärztlichen Erfahrungen bei weitem hinausgeht, liefert uns die merkwürdige Erscheinung der Arsenesser in Steiermark. Der herkömmlichen Anschauung durchaus widersprechend, erweckten die ersten Berichte über diese Leute nur ungläubiges Erstaunen. Die Mittheilungen von Schallgruber, Heisch und Tschudi wurden zwar in der englischen Fachliteratur vielfach besprochen, in Deutschland aber als »novellistische Beobachtungen« bezeichnet und einfach bei Seite gelegt. Im Jahre 1857 wurde nun aber durch Dr. Schäfer, Professor der medicinisch-chirurgischen Lehranstalt in Graz, der Kaiserlichen Akademie der Wissenschaften eine Abhandlung vorgelegt, worin unter anderem über den deutlichen Nachweis des Arsens im Harne eines Gebirgsträgers berichtet war, der jeden zweiten Tag 120 mg arseniger Säure zu sich nahm. Auf dies hin fasste man endlich die Sache ernstlicher ins Auge, und es erging auf Grund der gerichtlich-medicinischen Bedeutung des Gegenstandes von Seite des k. k. Landesmedicinalrathes Dr. Julius Edler von Vest ein Rundschreiben an die steierischen Aerzte mit der Aufforderung, ihre Beobachtungen über den Gebrauch des Arsenessens mitzutheilen. Hierauf liefen denn 17 Berichte aus allen Gegenden von Steiermark ein, mit deren Redaction und Veröffentlichung Professor Schäfer betraut wurde. Der Bericht hierüber findet sich in den Sitzungsberichten der Kaiserlichen Akademie der Wissenschaften zu Wien (mathematisch-naturwissenschaftliche Klasse) Bd. 41 (1860) S. 573.

Die erste und wichtigste Thatsache, welche constatirt wurde, war die wirkliche Existenz der Sitte des Arsengenusses. Durch mehrfache directe Beobachtung des Verzehrens von Arsen, sowie durch sorgfältig vorgenommene Harnuntersuchungen wurde diese Thatsache über allen Zweifel festgestellt. Zudem zeigte sich, dass die verzehrten Mengen, nach gewöhnlichem Massstabe gemessen, wahrhaft riesige seien, so dass eine hochgradige Fähigkeit des menschlichen Körpers, an diesen Stoff sich zu gewöhnen, hiermit erwiesen ist. Es heisst: »Arsenikesser beginnen mit der Dosis von der Grösse eines Hirsekornes und steigen nach und nach bis zu den Dosen von der Grösse einer Erbse; von Aerzten gewogene Mengen, welche vor ihren Augen verzehrt wurden, sind 2, $4^1/_2$, $5^1/_2$ Gran (120, 270, 330 mg!!) arseniger Säure! Diese allgemein, sowie genau bezeichneten Mengen nehmen sie entweder täglich oder jeden zweiten Tag, oder ein- bis zweimal in der Woche; im Bezirke Hartberg herrscht folgende Sitte: »»Zur Zeit des Neumondes wird mit dem Genusse des Arseniks ausgesetzt, im zunehmenden Monde mit relativ kleinsten Gaben angefangen und bis zur Zeit des Vollmondes gestiegen, vom Tage des Vollmondes an wird die Gabe vermindert, und dabei in steigender Dosis von Tag zu Tag Aloë genommen, bis starke Diarrhöe erfolgt««. Gleich nach dem Genusse enthält man sich des Trinkens; sowie einige Arsenikesser Mehlspeisen dem Fleischgenusse vorziehen, hüten sich andere vor dem Fettgenusse; der grössere Theil aber verträgt alle Speisen und ist dem Genusse geistiger Getränke sehr ergeben. Die älteren d. h. länger dem Gebrauche des Arseniks ergebenen Individuen empfinden bald nach der Einnahme eine angenehme Wärme im Magen, erbrechen sich auch bei grösseren Dosen nicht und empfinden höchstens bei übermässigem Genusse eine Eingenommenheit des Kopfes.«

Unter solchen Umständen darf man nun billig auf die Wirkungen dieses hochgradigen Arsengenusses sehr gespannt sein. Der Schäfer'sche Bericht sagt hierüber: »Arsenikesser sind in der Regel starke, gesunde Leute, zumeist der niedern Volksklasse angehörig: Holzknechte, Pferdeknechte, Schwärzer, Waldhüter. Obwohl das weibliche Geschlecht dem Arsenikgenusse nicht abhold ist, so gehört doch die grösste Zahl der Arsenikesser dem männlichen Geschlechte an, sie verfallen schon oft im frühen Alter (18 Jahre) in diese Gewohnheitssünde und werden dabei alte Leute (76 Jahre); dabei sind sie muthig, rauflustig — und von regem Geschlechtstriebe, letzteres ist in mehreren Berichten als ein Merkmal des Arsenikgenusses angeführt. Veranlassung zum Arsenikessen ist der Wunsch »»gesund und stark zu bleiben«« und sich dadurch vor Krankheiten jeder Art zu schützen, selten wird der Arsenikgenuss bei schon Kränkelnden begonnen, obwohl er auch gegen Schwerathmigkeit gebraucht wird. Gewöhnlich bleibt der Arsenikesser auch bei längerem Genusse (20—30 Jahre) gesund, fühlt bei geringen Dosen und zeitweiligem Aussetzen des Giftes eine Schwäche des ganzen Körpers, die denselben zu erneutem Genusse anspornt.«

Vollständig übereinstimmend mit diesen Berichten lauten die Mittheilungen, welche Dr. Knapp auf der Naturforscherversammlung zu Graz 1875 über den gleichen Gegenstand gemacht hat. Nach seiner Angabe haben sich in Folge des Schäfer'schen Berichtes zwei englische Aerzte Dr. Craig Maclagan aus Edinburg und Dr. Rutter aus London für die Sache interessirt. Beide kamen auf einer Reise durch den Continent 1864 nach Steiermark und suchten sich hier persönlich von der Thatsache des Arsenessens zu überzeugen, was ihnen durch Vermittlung Dr. Knapp's auch gelang. Zwei Personen verzehrten vor diesen englischen Aerzten und vor Dr. Knapp, die eine 5 Gran (300 ^{mg}) arsenige Säure, die andere 6 Gran (360 ^{mg}) ebenfalls arsenige Säure; dabei wurde die Mundhöhle der Arsenikesser von den englischen Aerzten genau untersucht, um festzustellen, dass nichts zurückgehalten worden sei, ausserdem wurden kleinere Theile von dem verabreichten Arsenikstück mitgenommen, um zu constatiren, dass das Verzehrte wirklich Arsenik gewesen sei. Ausserdem auch wurde der Harn dieser Arsenesser sorgfältig verpackt und in Edinburg analysirt, wo deutlich Arsen nachgewiesen werden konnte. Diese Ergebnisse sind von Craig Maclagan in einer Brochüre niedergelegt, welche von Dr. Knapp auf der Naturforscherversammluug in Graz vorgewiesen wurde.

Auf dieser Naturforscherversammlung machte Dr. Knapp aus seinen langjährigen Beobachtungen über die Arsenesser noch folgende werthvolle Mittheilungen: »Ueber die Verbreitung der Arsenikesser ist es schwer, etwas bestimmtes anzugeben. Ich habe mich überzeugt, dass es in Ober- und auch in Untersteiermark deren viele gibt; sehr viele Pferdeknechte, Holzknechte, Jäger sind mir als Arsenikesser bekannt, auch das weibliche Geschlecht participirt an der Zahl.«

»Viele fangen schon mit 17—18 Jahren an, Arsenik zu geniessen und setzen dies bis in das höchste Alter fort. Die meisten Arsenikesser verheimlichen die Sache, sodass es unmöglich ist, bestimmte Zahlen anzugeben. Als Grund des Arsenikessens wird vor allem angegeben, dass dasselbe vor Krankheiten schütze, so bei unserm Arsenikesser Flecker; ferner der Wunsch blühend auszusehen, als Mittel gegen Schwerathmigkeit, als Verdauungsmittel schwer verdaulicher Nahrung. Ein Wildschütze in Obersteiermark, der vor mir Proben des Arsenik-Essens ablegte, gab an, er habe sich durch den Genuss des Arseniks Muth gemacht. Er gilt auch als Abortiv-Mittel und ich habe in Ligist 1865 Gelegenheit gehabt, eine Section bei einem jungen Bauernmädchen, Maria Payer, zu machen, die zu diesem Zwecke Arsenik genommen hatte; die Frucht war abgegangen, sie selbst aber ging 2 Tage darnach an Arsenikvergiftung zu Grunde.«

»Das Aussehen der Arsenikesser ist in den mir bekannten Fällen durchgehends ein gesundes, kräftiges, der Geschlechtstrieb ist bei allen mir bekannten sehr entwickelt. Ich glaube, dass eben nur kräftige Menschen sich an den Genuss gewöhnen können. Sie erreichen mitunter ein sehr hohes Alter. So sah ich in Zeiring einen über 70 Jahre alten, noch sehr kräftigen Köhler, der angeblich schon über 40 Jahre Arsenik nahm. In der Giftlehre von Hasselt wird von einem 81 jährigen kräftigen Gemsenjäger erzählt, welcher schon lange sich an Arsenik gewöhnt habe. Eine Arsenik-Cachexie habe ich bei Gewohnheits-Arsenikessern nie bemerkt. Wohl aber kam der Fall vor, dass ein solcher Arsenikesser (ein Lederergeselle in Ligist 1865) im Rausche zu viel nahm und sich dadurch eine acute Vergiftung zuzog. Nach seiner Angabe hatte er ein bohnengrosses Stück genommen, genas aber wieder vollkommen und nahm später wieder Arsenik, aber mit mehr Vorsicht.«

»Nach meinen Beobachtungen wird sowohl weisser Arsenik, und zwar arsenige Säure AsO_3 (auch Hüttenrauch genannt) und der gelbe Arsenik AsS_3 Auripigment genommen, und zwar trocken, allein oder auf Brod gestreut.«

»Die Dosis des genommenen Arsens ist natürlich im Anfang sehr klein und wird nach und nach vergrössert; am meisten nahm der von mir früher erwähnte Wildschütze in Zeiring, nämlich 14 Gran (840 ^{mg}). Schober nahm vor mir am 17. April 1865 7 1/2 Gran (450 ^{mg}). Auch die Zeiträume, in denen Arsenik genommen wird, sind sehr verschieden; alle 14, alle 8 Tage, 2—3 mal in der Woche.«

»Zweifel an der Richtigkeit der Thatsache, dass es Arsenikesser gibt, dürften wohl durch die jetzige Probe für immer gehoben werden.«

»J. F., 55 Jahre alt, Schneider, nimmt seit dem Jahre 1849 Arsenik, gewöhnlich Auripigment. Veranlasst dazu wurde er dadurch, dass er in ein Haus gehen musste, in welchem schon 15 Personen an Typhus gestorben waren und niemand mehr sich hineinwagte; er wollte durch Arsenikgenuss sich vor dieser Krankheit schützen. Er nahm anfangs ungefähr 1 Gran (60 mg) durch 3 Tage hindurch. Obwohl er sich anfangs nicht ganz wohl fühlte, bekam er doch nicht Erbrechen oder Aufregung im Magen. Gegenwärtig nimmt er wöchentlich einmal bei 6 Gran (360 mg) Auripigment; bei grösserer Anstrengung, oder wenn er schwer verdauliche Nahrung geniesst, mehr. Er gibt an, dass der Arsenik ihm die Magenwinde vertreibe. Nach seiner Angabe habe schon sein Vater beträchtliche Dosen von Arsenik genommen. Er kennt auch viele Leute in der Umgebung von Ligist, die Arsenik nehmen, manche in grösseren Dosen als er, und gibt an, dass alle sich einer recht guten Gesundheit erfreuen.«

»P. H., 25 Jahre alt, Knecht in Schwanberg, war immer als Viehwärter bedienstet und sah, dass die übrigen Wärter dem Vieh Arsenik gaben und selbst davon nahmen; so versuchte er es auch und gewöhnte sich daran. Er nimmt alle 8 Tage ein Stück auf Brod oder Speck, war immer frisch und gesund; nur wenn er mit dem Arsenikessen aussetzen wollte, fühlte er, dass ihm etwas abgehe, ein gewisses Unbehagen. Beide nahmen gewöhnlich das Auripigment.«

Nach Beendigung dieses Vortrages von Dr. Knapp nahm das eine der vorgestellten Individuen J. F. 300 mg gelbes Schwefelarsen, das andere P. H. 400 mg arsenige Säure vor den Augen der Versammlung zu sich.

Es fragt sich nun, was aus diesen Thatsachen über das Arsenessen geschlossen werden kann. Meines Erachtens ergeben sich aus diesen wissenschaftlich bisher völlig unbeachteten und unverstandenen Erfahrungen die allerwichtigsten Folgerungen über die Wirkungen des Arsens im menschlichen Körper und über das Verhalten der Organisation zu diesem merkwürdigen und einzigen Reizmittel.

Die erste und nächstliegende Thatsache besteht darin, dass sich der menschliche Organismus durch ganz allmähliche Steigerung der gereichten Dosen im Verlaufe von Jahren an sehr grosse, sonst entschieden gefährliche Mengen von Arsen zu gewöhnen vermag. Es ist dies keine vereinzelte, nur dem Arsen zukommende Erscheinung; auch bei andern reizenden oder sonst verändernden Stoffen, wie Alkohol, Morphium, Nicotin etc. bildet diese Angewöhnung eine bekannte, jedermann geläufige Erfahrung. Besonders der Alkohol bietet hierfür das beste Beispiel. Es gibt viele Menschen, die sich so sehr an den Alkoholgenuss, in der Form von Bier, besonders aber von Branntwein gewöhnt haben, dass dieselben genau wie die Arsenesser im Vergleich zu den gewöhnlichen wahrhaft riesige Quantitäten zu ertragen im Stande sind. Ein Mensch, der im Tag 20 Liter Bier zu trinken vermag, wie es deren ohne allen Zweifel gibt, geniesst darin unter der Annahme eines mittleren Alkoholgehaltes von nur 2 Gewichtsprocenten, was einem leichten Biere entspricht, bereits 400 g absoluten Alkohol im Tage, eine Menge, die bei nicht daran Gewöhnten heftige und sehr gefährliche, ja tödtliche Vergiftungserscheinungen zu bewirken im Stande ist. Branntweintrinker aber kommen sogar noch zu höheren Dosen. Ebenso auch gewinnt der menschliche Körper gegen das Morphium durch allmähliche Angewöhnung eine sehr bedeutende Toleranz, so dass das vielfache der sonst vergiftenden Dosis ohne momentanen Nachtheil, im Gegentheil sogar mit günstiger Wirkung vertragen wird.

Die Erscheinung der allmähligen Angewöhnung an den Arsenik verdient daher kein besonderes Erstaunen; sie kehrt auch bei anderen, an und für sich heftig wirkenden Stoffen wieder und ist vielleicht eine ganz allgemeine Thatsache, die bei den allermeisten giftigen Substanzen sich zeigen würde, wenn aus irgend einem Grunde deren fortgesetzte langdauernde Anwendung versucht werden sollte. Die Angewöhnungsfähigkeit der menschlichen und thierischen Organisation an äussere Einwirkungen zeigt sich überhaupt in der verschiedensten Richtung; alle die Erfahrungen über Abhärtung gegen klimatische Einflüsse etc. beruhen darauf.

Ebensowenig kann es Wunder nehmen, dass ein Arsenesser des gewohnten Reizmittels für die Dauer nicht zu entbehren vermag. Auch dies ist keine besondere Eigenschaft des Arsens.

Die Arsenesser haben sich eben in dem Verlangen nach stark reizenden Wirkungen an so riesige Mengen von Arsen gewöhnt, dass der Zustand ihres Organismus, besonders aber jener des Nervensystems eine sehr merkbare Veränderung erlitten hat. Auch der Gewohnheitssäufer kann den Alkohol absolut nicht entbehren; oder wenn ihm derselbe entzogen wird, dann tritt mit einemmale vollständiger Verfall ein, die schwersten Symptome erscheinen und der Säuferwahnsinn ist das traurige Ende dieser Elenden. Trotz dieser ganz geläufigen Thatsachen aber, die jedermann kennt, und die sich leider täglich von neuem bestätigen, ist man allgemein geneigt, die gleiche Erscheinung beim Arsen als einen ganz besonderen und höchst bedenklichen Vorgang anzusehen, der an und für sich schon gegen ein solches Mittel sehr misstrauisch machen müsse. Niemand aber, mit Ausnahme der Temperenzler, zieht aus der gleichen Erscheinung beim Alkohol den Schluss, dass auch der mässige und vernünftige Genuss von Wein und Bier bedenklich sei, und dass man denselben ganz vermeiden müsse.

Nun geht aber des weiteren aus den Erfahrungen über die Arsenesser die höchst merkwürdige Thatsache hervor, dass der jahre-, ja lebenslang fortgesetzte Gebrauch colossaler Mengen dieses Reizmittels keine Kachexie herbeiführt, kein Schwinden aller geistigen und körperlichen Kräfte, kein chronisches Siechthum, wie wir dies bei allen chronischen Vergiftungen, mit Blei, Kupfer, Quecksilber etc., besonders aber beim chronischen Alkoholismus und beim Morphinismus beobachten. Man sollte denken, dass das »furchtbarste Gift«, als welches man den Arsenik gewöhnlich bezeichnet, auch die furchtbarsten Folgen bei langdauernder Anwendung und Angewöhnung, die äusserste Schwächung, den elendesten Marasmus herbeiführen müsste. Statt dessen sehen wir zu unserm grössten Erstaunen in allen Berichten die Arsenikesser als »starke, gesunde Leute« bezeichnen »von blühendem Aussehen«, die meist ein »hohes«, theilweise sogar ein »sehr hohes und gesundes Alter« erreichen, die zeitlebens sich wohl und munter fühlen, ja sogar »muthig und rauflustig« sind. Und ausdrücklich wird bestätigt, dass von einer Kachexie bei gewohnheitsmässigen Arsenessern nichts zu bemerken ist.

Es bedarf keines besonderen Scharfsinnes, um zu erkennen, dass hier eine Thatsache vorliegt, die mit unsern herkömmlichen Vorstellungen über die Wirkungsweise des Arseniks vollständig im Widerspruche steht und die eben desshalb beweist, dass diese Anschauungen nothwendig falsch sein müssen und der Reform bedürfen. Nur absichtliche Opposition könnte diese offenbare Wahrheit verkennen.

Zum Beweis hierfür mag gegenüber dem Bilde des chronischen Arsenicismus, wie er an den Arsenessern sich kundgibt, das Bild des chronischen Alkoholismus aufgerollt werden. Der Alkohol ist ja nach gewöhnlicher Anschauung kein Gift; jedermann überlässt sich unbedenklich dem mässigen Genusse desselben und scheut selbst vor den bekannten Intoleranzerscheinungen nicht zurück, welche dem ungeeigneten Genusse zu folgen pflegen. Ein solcher Stoff, sollte man denken, wird gewiss bei überstarkem Gebrauche ebensowenig schaden, wie der Arsenik, ja er wird noch besser wirken müssen als dieser. Der wirkliche Sachverhalt contrastirt jedoch in wahrhaft erschütternder Weise mit dieser Voraussetzung. Der Zustand solcher Individuen, welche sich ganz allmählich an den Genuss sehr hoher Alkoholmengen gewöhnen, ist ein wahrhaft jammervoller. Man darf nur die Schilderung des chronischen Alkoholismus aus irgend einem Handbuch der Arzneimittellehre entnehmen, um dies zu begreifen.

»Am ersten stellen sich Abnahme des Appetits, der Verdauung und der Ernährung ein: Aufstossen, Erbrechen wässriger, bald saurer (bei abnormer Zersetzung der Speisen), bald alkalischer (durch verschluckte grosse Speichelmengen) Massen; Stuhlverstopfung, abwechselnd mit Durchfällen. In Folge der geringeren Nahrungszufuhr tritt hochgradige Blutleere, Blässe der Haut unter bedeutender Fettzunahme, sowohl unter der Haut, wie in den Körperhöhlen und am Herzen ein. Die Augen bekommen einen eigenthümlich glasigen glotzenden Ausdruck; die Gesichtszüge und die ganze Haltung wird schlaff; die Sprache langsam, unbeholfen; die Hände zittern; bei manchen Personen treten verschiedenartige

Hautausschläge, rothe Färbung der Nase ein. Die körperliche und geistige Kraft schwindet immer mehr; die Stimmung wird ungemein wechselnd, meist zur traurigen Seite hinneigend, und unter vollständigem Verlust des Pflichtgefühls entsteht Gemeinheit in Gesinnung und Handlung. Nur durch immer stärkeres Trinken kann der Körper vorübergehend zu einer gewissen Thätigkeit angespornt werden; gänzliche Entziehung des Trinkens bewirkt vollständigen Verfall und den Ausbruch einer Reihe schwerer Symptome, darunter namentlich des Säuferwahnsinns; doch kann letzterer auch mitten in unausgesetztem Trinken, nach grossen Trinkgelagen zum Ausbruch kommen.«

»Der Säuferwahnsinn wird meist durch ein melancholisches oder maniacalisches Vorstadium eingeleitet und beginnt mit den bekannten Gesichts-, Gehörs- und Gefühlshallucinationen, Sehen kleiner Thiere und anderer Schreckgestalten, Hören von verschiedenen Tönen, Fühlen von Spinnweben; sodann brechen geistige Krankheiten aus, die sich in nichts von den durch andere Ursachen hervorgerufenen unterscheiden: Verfolgungswahn, Selbstmord, Zerstörungstrieb, untermischt mit Anaesthesie und apoplectiformen oder epileptiformen Anfällen. Man kann alle diese Störungen nicht einzig vom Alkohol ableiten, sondern vielfach in einander greifen hier die Folgen der unordentlichen Lebensweise, der schlechten Nahrung, des Tabaks, der Verkältungen, der Gewissensbisse in klaren Momenten, der gemeinen anderen Leidenschaften. Das Bild der reinen chronischen Alkoholwirkung können wir daher nicht scharf zeichnen.«

»Das Ende ist paralytischer Blödsinn und der Tod unter allgemeiner Erschöpfung; in den Leichen findet man gewöhnlich die Zeichen des chronischen Magenkatarrhs, fettige Degeneration der Leber, der Nieren, des Herzens, der Muskeln, der Gehirnzellen, Pachymeningitis, Verwachsungen der Pia, anämisches trockenes Gehirn [2]).«

Diese furchtbare Schilderung bedarf keines Commentares; der Unterschied in den Wirkungen übermässigen Gebrauchs beider

---

[1]) Nothnagel-Rossbach: Handbuch der Arzneimittellehre. 3. Aufl. 1878.

Reizmittel, des Alkohols und des Arseniks, ist ein zu handgreiflicher. Nun wird man freilich sagen: Wie steht es aber dann mit der chronischen Arsenvergiftung, die ja doch thatsächlich existirt? Diese chronische Arsenvergiftung, von der wir später noch ausführlich sprechen werden, existirt allerdings. Aber es wäre durchaus unlogisch, dieselbe mit dem chronischen Säuferthum in Parallele stellen zu wollen. Der Unterschied liegt einfach darin: die chronische Arsenvergiftung ist übermässige Arsenzufuhr ohne Angewöhnung, der Alkoholismus dagegen überstarker Alkoholgenuss mit der mildernden Angewöhnung. Starker Alkoholgenuss ohne diese Angewöhnung würde noch viel rascher deletäre Folgen nach sich ziehen. Ein Mensch, der sich alle 8 Tage eine acute Alkoholvergiftung zuzieht, in der Zwischenzeit aber den Alkohol meidet, richtet sich ganz gewiss noch viel schneller zu Grunde, als ein solcher, der durch allmähliches continuirliches Ansteigen den Körper an den abnormen Reizzustand gewöhnt. Genau dieselbe Schlussfolgerung gilt auch für den Arsenik. Die Leute in den Arsenhütten oder diejenigen, welche in arsenhaltiger Zimmerluft leben, haben nicht die Möglichkeit allmählicher Angewöhnung. Am ersten wie am letzten Tage der Einwirkung ist die Gelegenheit zur Aufnahme von Arsen gleich gross, und immer ist die Aufnahme unsicher, nach Quantität und Häufigkeit ausserordentlich wechselnd. Auch derjenige, der ohne vorhergehende Angewöhnung alle 6—12 Tage 10, 15 oder 20^{cg} Morphium zu sich nimmt, wird sich zweifellos sehr übel befinden, während andererseits die allmähliche Angewöhnung an das Morphium wenigstens für längere Zeit hinaus sogar einen Zustand grösseren Wohlbefindens und erhöhter Heiterkeit mit sich führt.

Aus allem diesem geht nun die äusserst wichtige Thatsache hervor, dass dem Arsen ausser der uns bereits bekannten dynamischen Wirkung auf die Gewebszellen bei richtigem Gebrauche keine schädlichen Nebenwirkungen zukommen können. Wenn selbst bei lebenslangem Gebrauche der colossalsten Mengen solche Wirkungen sich nicht zu äussern vermögen, dann darf man bestimmt darauf rechnen, dass für die therapeutische Anwendung des Arsens, wobei ja immer nur verhältnissmässig unbedeutende Quantitäten zur Verabreichung kommen, solche Wirkungen sich in keinem Falle geltend zu machen vermögen. Alle die Jahrhunderte alten Fabeln und Märchen müssen vor diesen grossartigen Experimenten erblassen, welche die steirischen Arsenesser an ihrem eigenen Körper angestellt haben. In der That kann man das Glück gar nicht genug preisen, dass es Menschen gab, die einen so äusserst gefährlich scheinenden Versuch an sich selbst durchgeführt haben. Wie wäre es sonst möglich die Ueberzeugung zu gewinnen, dass der fortgesetzte Arsengebrauch keine Kachexie nach sich ziehe, wie wäre es möglich, die Menschheit von dem verhängnissvollen Vorurtheil zu befreien, welches der therapeutischen Anwendung des Arseniks von jeher entgegensteht?

Es wird jetzt nicht mehr auffällig, nicht mehr ungerechtfertigt erscheinen, wenn ich das Arsen hinfort als ein reines »Reizmittel« bezeichne und gegen die für gewöhnlich schlechtweg gebrauchte Benennung als »Gift« protestire. Zum mindesten kann der Arsenik nicht in höherem Maasse als Gift bezeichnet werden, als etwa das Chinin oder der Alkohol, das Caffeïn oder das Nicotin. Denn auch diese Stoffe sind in grösseren Mengen höchst gefährlich, höchst »giftig«. Von einem »Reizmittel« aber weiss ohnehin jeder Vernünftige, dass es bei übermässiger Anwendung schädliche Folgen nach sich ziehen werde. Vom Arsen speciell werde ich im weiteren Verlaufe die Annahme begründen, dass es auf alle, oder wenigstens auf die allermeisten Zellen und Gewebe des menschlichen Körpers reizend und zwar dynamisch wirkt. Dass darunter vor allem auch das Nervengewebe begriffen sein müsse, versteht sich dann von selbst. In der That besitzt das Arsen besonders starke Wirkungen auf das Nervensystem, die wegen des massgebenden Einflusses dieses Systems auf den Organismus in der Gesammtwirkung des Arsens weitaus am auffälligsten hervortreten. Alle die Intoleranzerscheinungen bei zu starkem Arsengebrauche und ebenso die Symptome der chronischen Arsenvergiftung beruhen, soviel ich sehe, auf einer übermässig reizenden Einwirkung des Arsens auf das Nervensystem, eine Anschauung, welche ich später mit Gründen beweisen werde.

Diese Wirkung auf das Nervensystem tritt, in günstigem Sinne, auch bei den Erfahrungen über die Arsenesser hervor. Das Muthig- und Rauflustigwerden und der gesteigerte Geschlechtstrieb sind hierfür deutliche Anzeichen. Im übrigen aber äussert sich die dynamische Wirkung des Arsens auf die verschiedenen Körpergewebe bei diesen Leuten in dem guten Ernährungszustande, der Kraft und Ausdauer bei physischen Anstrengungen. Diese dynamische Wirkung aber zeigt sich in einer ganz staunenswerthen Constanz und ohne dass dabei, wie es scheint, ein Rückschlag möglich wäre, vorausgesetzt, dass die Arsenzufuhr nicht für die Dauer unterbrochen wird. Auf Grund dessen dürfen wir mit Bestimmtheit den Arsenik als dasjenige unter allen bekannten Reizmitteln bezeichnen, welchem die stärksten und anhaltendsten und reinsten dynamischen Wirkungen auf die Gewebszellen zugeschrieben werden müssen. In der That wüsste ich unter allen Reizmitteln, deren sich das Menschengeschlecht in so ausgiebiger Weise bedient, keines, das in diesen Beziehungen dem Arsen nur entfernt an die Seite gestellt werden könnte. Sie alle: Alkohol, Caffeïn, Nicotin, besitzen weder derartige wichtige Wirkungen, noch liesse sich behaupten, dass ihr übermässiger, jahre-, ja lebenslang fortgesetzter Gebrauch so wenig schädliche Folgen besitze, wie derjenige des Arsens.

Umsomehr ist eine therapeutische Anwendung des Arsens gerechtfertigt, bei der ja nur geringe Mengen des Mittels zur Anwendung kommen. Denn die Arsenesser mit ihren ungeheuren Dosen sind meiner Auffassung nach keineswegs das nachahmenswerthe Ideal. In meinen Augen sind diese Leute vielmehr eine Art von Gewohnheitssäufern, welche uns nur beweisen, dass auch der übermässige Genuss dieses besonderen Reizmittels noch keine schlimmen Folgen bringt. Der therapeutisch mit Arsen Behandelte verhält sich zu den Arsenessern wie ein mässiger Bier- oder Weintrinker zu einem Gewohnheitstrunkenbold, und wie der Arzt ein oder zwei Gläser Wein zu verordnen vermag, ohne den Vorwurf des Leichtsinns, so, meine ich, kann er es auch verantworten, seinen Patienten, wenn es nöthig sein sollte, einige Milligramm Arsens selbst für eine längere Zeit hinaus zu verabreichen.

Im Anschlusse hieran möchte ich einen Irrthum besprechen, dem man häufig begegnen kann. Es heisst, die Angaben über den steigernden Einfluss des Arsens auf den gesammten Ernährungszustand könnten von der Wissenschaft nicht als vollgültig acceptirt werden, solange nicht von Seite der Ernährungsphysiologie durch genaue Controle der Aufnahme und Abgabe ein exacter Beweis dafür geliefert sei. Man glaubt also, es könnte der bessere Ernährungszustand arseniger Thiere, der ja eine zweifellose Thatsache ist, möglicher Weise durch blossen gesteigerten Appetit, durch blosse erhöhte Nahrungsaufnahme ohne directe Einwirkung des Arseniks auf die Stoffwechselvorgänge erklärt werden. Dem gegenüber möchte ich jedoch bemerken, dass, wie wir beim Menschen aus zahlreichen alltäglichen Beispielen wissen, guter Appetit und guter Ernährungszustand sich keineswegs decken. Vielmehr gibt es habituell magere Leute mit constant sehr gutem Appetit, bei denen auch kaum eine schlechte Ausnutzung im Darme anzunehmen ist, und andererseits wohlgenährte mit relativ geringem Appetit. Der Ernährungszustand ist eben als solcher, d. h. sowie er einmal besteht, von der Stoffwechselgrösse unabhängig; ein Magerer und ein Gutgenährter können beide genau die gleiche Stoffmenge täglich aufnehmen und ausscheiden. Die Ernährungsphysiologie, welche sich hauptsächlich nur mit den Stoffwechselvorgängen befasst, hat eben darum auch keine Handhabe, um das Bestehen dieses oder jenes Ernährungszustandes beim Menschen zu erklären, um auf eine Aenderung des bestehenden Zustandes in entscheidender Weise einzuwirken.

Offenbar beruht der gute Ernährungszustand eines Körpers theils in der Zellenzahl seiner Organe, theils in der Grösse der einzelnen Zellen, d. h. in der Menge von Material, das sich in denselben vorfindet. Phosphor und Arsen wirken in beider Hinsicht auf den Ernährungszustand günstig ein, wie sich aus den Versuchen von Wegner und Gies bereits in exacter Weise ergibt.

5. Die Wirkungen des Arseniks bei Krankheiten.

Die Erfahrungen über die mächtigen Heilwirkungen des Arseniks sind uralt und von allen Aerzten, welche denselben angewendet haben, bestätigt worden. Diese Heilwirkungen hat man jedoch, wenn die physiologische Wirkungsweise des Mittels im Organismus in Frage kam, bisher ganz unbeachtet gelassen und zwar aus dem einfachen Grunde, weil man von dem eigentlichen Wesen derjenigen Krankheiten, welche durch den Arsenik geheilt wurden, keine nähere Vorstellung besass. So weiss man z. B. seit lange, schon seit mindestens einem Jahrhundert, dass das Arsen ein ausgezeichnetes und völlig sicheres Mittel gegen das Wechselfieber ist. Solange aber die Ursache und die nähere Natur des Wechselfiebers selbst nicht bekannt waren, solange man dasselbe etwa für eine Neurose oder dergleichen hielt, konnte aus dieser Heilwirkung des Arsens natürlicher Weise kein Schluss auf dessen allgemeine Wirksamkeit im Organismus gezogen werden.

Dies ist in vieler Beziehung jetzt anders geworden. Wir kennen die Natur der Malaria und das Wesen anderer, vom Arsen günstig beeinflusster Krankheitszustände, und es wäre ein sehr grosser Fehler, wollte man diese merkwürdigen Heilwirkungen des Arsens beim Studium seines allgemeinen Verhaltens gegenüber dem Körper vernachlässigen. Im Gegentheil ist es höchst nothwendig, alle diese Punkte gleichzeitig ins Auge zu fassen. Unsere Kenntnisse über das Arsen wären überhaupt ohne Zweifel bereits viel weiter gediehen, wenn nicht jeder Forscher auf den engen Gesichtskreis seines speciellsten Bereiches sich beschränkt und gegen alle Erfahrungen anderer Forscher auf anderen Gebieten wie mit einer chinesischen Mauer sich abgeschlossen hätte. Dieses Specialistenthum mit äusserstem, geradezu unverantwortlichem Skepticismus, gegen jede nicht selbst entdeckte, sondern von anderer Seite gefundene Thatsache gepaart, kann in einer so grossen, so weitgreifenden Frage dem Fortschreiten der Erkenntniss nur hemmend entgegenwirken.

1. Arsen gegen das Wechselfieber.

Wie erwähnt ist das Arsen ein altes, berühmtes Fiebermittel. Im vorigen Jahrhundert schon hat es Aerzte gegeben, welche dasselbe gegen diese Krankheit in sehr zahlreichen Fällen (Fowler 320 Fälle) und mit dem vorzüglichsten Erfolge anwendeten. Um indess eine sichere Grundlage zu gewinnen, muss man sich an bestimmte Gewährsmänner halten, deren wissenschaftliche Persönlichkeit Bürgschaft bietet für die Stichhaltigkeit ihrer Erfahrungen. Ich erwähne desshalb zunächst die Berichte des alten Heim, weil die einfache, nüchterne Art seiner Darstellung nicht den mindesten Zweifel an der Zuverlässigkeit seiner Beobachtungen aufkommen lässt. Heim äussert sich über die Resultate der Arsenmedication bei Intermittens in folgender Weise:

»Vor anderthalb Jahren etwa fing ich meine ersten Versuche mit dem Arsenik an. Ich wählte dazu die verschiedensten Fieberkranken. Keine Form des Typus wurde hiervon ausgeschlossen. Selbst Schwächliche, Versäumte, mit anfangenden Wassersuchten behaftete Wechselfieberkranke mussten dieses Mittel nehmen, und unter diesen befanden sich nicht bloss arme, denen der fernere China-Gebrauch zu kostbar wurde, sondern manche aus den besseren Ständen, denen die China nichts geholfen hatte und von denen mehrere von mir selbst erfuhren, dass das ihnen nun verordnete Mittel Arsenik sei. Der Erfolg war günstig! Die anfangs gefürchteten, üblen Folgen traten nicht ein, und ich erreichte meine Absicht vollkommen. Das schnelle Gelingen dieser ersten Proben machte mich dreister. Ich vermehrte die Zahl der Versuche, und zähle jetzt zwischen 3 bis 400 Individuen, welche allein durch Arsenik von ihrem Wechselfieber geheilt wurden, unter denen viele sind, welche durch den Cortex nicht geheilt werden konnten. Nach diesen zahlreichen Beobachtungen glaube ich die Wirkungen dieses Mittels durch eigene Erfahrung hinreichend kennen gelernt zu haben, um dasselbe als ein febrifugum nicht bloss zu toleriren, sondern bei der jetzigen Lage der Dinge den praktischen Aerzten bestens zu empfehlen.«

»Die meisten meiner Kranken, welche nach meiner Vorschrift den Arsenik nahmen, verloren in der Regel in kurzer Zeit ihr

Fieber, und hierunter befanden sich manche, welche an Quartanfiebern litten, mit denen sie sich schon lange geschleppt hatten. Ganze Familien, sowohl hier in Berlin, wie besonders in der Nachbarschaft auf dem Lande, bei denen das Fieber schon monatelang einheimisch war, wurden mit ihren Kindern, Gesinde u. s. w. obgleich manche schon unendlich lange gelitten hatten, schnell durch dieses Mittel geheilt. So heilte ich auf diesem Wege eine Menge von Quotidian-, Tertian- und Quartan-Fiebern, von denen manche schon sehr eingewurzelt waren, andere bereits Kachexie und Wassersucht zur Folge gehabt hatten. Auch bei Subjecten dieser Art wich das Fieber im ganzen schnell, und kehrte nicht wieder zurück, wo dann die fortdauernde Wassersucht durch die bekannten Diuretica beseitigt wurde.«

»So wurde der Zweck, den ich bei Anwendung dieses Mittels zu erreichen strebte, über meine Erwartungen glücklich erfüllt.«

Im weiteren Verlaufe rühmt Heim besonders noch die Wirksamkeit des Arsens zur Verhütung der Recidive des Wechselfiebers, worin er der Chinarinde bei weitem überlegen sei, und schliesst mit den Worten: »So glaube ich durch eigenes häufiges Selbstsuchen gefunden zu haben, dass der Arsenik die Wechselfieber nicht bloss schnell, sondern auch sicher und so heile, dass kein anderer wichtiger Nachtheil aus seiner Anwendung erwachsen könne.«

Man muss sich diesen entscheidenden Erfahrungen Heim's gegenüber sehr verwundern, dass das Arsen als Heilmittel gegen Wechselfieber in Deutschland so lange keine Anerkennung finden konnte und erst in neuerer Zeit allgemein acceptirt worden ist. Der Grund für diese merkwürdige, medicinisch-historisch sehr interessante Erscheinung ist jedoch nicht schwer zu entdecken. Eine genügende Andeutung hierfür liefert die folgende Aeusserung von Medicinalrath Le Viseur: »Die Scheu vor dem Arsenik verlor sich nicht. Als in einer bösen Wechselfieber-Epidemie in Berlin der ehrwürdige Heim die glänzendsten Erfolge von dem Gebrauche des Arseniks erzielte, verwarf vor uns Schülern Hufeland denselben mit Entschiedenheit.« Der systematisirende Hufeland also, dem der Arsenik nicht in sein »System« passte, war die Veranlassung, dass Hunderte und Tausende von Aerzten in die Praxis hinausgingen, aus deren Arzneicodex, wie Le Viseur von sich selbst sagt, der »Arsenik vollständig gestrichen war«. Diese entschiedene Abneigung Hufeland's gegen das Arsen konnte nur entweder durch Erfahrungen mit übergrossen Dosen verursacht sein, was jedoch gar nicht wahrscheinlich ist, oder auch durch gar keine Erfahrungen. Denn unmöglich hätte, wenn Hufeland selbst sich zu einem richtigen Versuche entschlossen, das Resultat ein anderes sein können als bei Heim. Unmöglich kann ein und derselbe Stoff, in vernünftiger Weise angewendet, in der Hand des einen Arztes zum herrlichsten Heilmittel, in der Hand des andern zum tödtlichsten Gifte werden. Die Lehren Hufeland's, die auf viele Decennien hinaus in Deutschland fortwirkten, waren daher nichts als blosse Meinungen, die jedoch, weil von einer Autorität geäussert, in der damaligen Medicin viel mehr galten als hundertfache Erfahrungen eines so tüchtigen und durchaus ehrlichen Beobachters, wie es der alte Heim gewesen.

Man könnte sich über diese Dinge trösten in dem Gedanken, »wie wir's dann zuletzt so herrlich weit gebracht«, wenn nicht auch heutzutage dieser grosse Hufeland'sche Irrthum noch fortlebte, dass es nämlich dem Arzte, dem Lehrer und Schriftsteller ganz ohne jedes Bedenken, ganz selbstverständlich gestattet sei, die wenngleich sehr zuverlässig aussehenden Erfahrungen Anderer über Heilwirkungen bestimmter Stoffe ohne eigene Prüfung einfach hinweg zu läugnen. Immer denkt die heutige Medicin nur an das »ne noceat«, während es doch für den Arzt genau ebenso schlimm ist, nicht zu helfen, wo er eigentlich helfen könnte und sollte. Nur dann wäre ja eine so ganz einseitige Auffassung des ärztlichen Berufes gestattet, wenn man es als unwiderrufliche Behauptung aussprechen wollte, dass der Arzt wirklich in gar keinem Falle durch seine Mittel zu helfen und zu nützen im Stande sei. Die heutige deutsche Medicin verehrt den Skepticismus viel zu sehr, viel zu unbedingt und hält das stete Verneinen schon an und für sich für ein Verdienst, während doch nur die ganze Wahrheit nach beiden Seiten hin unser Ziel sein kann. Es ist dies genau wie im politischen Leben der Deutschen, wo ebenfalls die unbedingte Opposition an und für sich als Pflicht und Verdienst erachtet wird. Hier wie dort ist dies allerdings ein sehr bequemer Standpunkt, weil man alles dabei an sich herankommen lassen kann. Aber in beiden Fällen ist es die höchst verantwortliche Aufgabe, keineswegs bloss zu verneinen, zu tadeln, sondern zu prüfen und das Richtige zu finden.

Heutzutage wird nun, wie erwähnt, die Wirksamkeit des Arseniks gegen Wechselfieber auch in Deutschland nicht mehr öffentlich in Abrede gestellt; aber verhältnissmässig wenige Aerzte wissen davon, obwohl dieses Mittel, abgesehen von seiner bei weitem tieferen und nachhaltigeren Wirksamkeit schon durch den ungemein geringen Preis und die leichte Medication in vielen Fällen dem Chinin überlegen ist.

Anders verhält sich dies in den ausserdeutschen Ländern. Namentlich in Nordamerika und Italien, besonders aber in Frankreich, wird der Arsenik als Fiebermittel hoch geschätzt und dem Chinin wegen seiner grösseren Wirksamkeit vorgezogen. Ich citire hierüber noch die Erfahrungen Isnard's, weil Isnard es gewesen ist, der den Gegenstand mit grosser Ausdauer durch eine längere Reihe von Jahren hindurch verfolgte und weil seine Berichte durch Klarheit und Genauigkeit von andern sich vortheilhaft auszeichnen. Isnard berichtet über seine Resultate bei Intermittens in folgender Weise [1]:

»Nach den soeben besprochenen Regeln angewendet bildet der Arsenik ein ebenso sicheres, zuverlässiges und unschuldiges Mittel wie die Praeparate der China. Er zeigt sich ebenso wirksam wie diese in allen Fällen von Wechselfieber. Seine Wirksamkeit bleibt die gleiche, sei es, dass reine Intermittenten vorliegen oder Complicationen von Intermittens mit anderen Krankheiten. Niemals, seit nahezu 3 Jahren, hat er mich in allen den zahlreichen Fällen, wo ich das Mittel anwendete, im Stiche gelassen; niemals habe ich von demselben üble Wirkungen gesehen, nicht einmal Intoleranzerscheinungen, als Ueblichkeit, Erbrechen, Diarrhöe, Leibschmerzen, Kopfweh etc.« Mit Bezug auf die Fälle von

[1]) Union médicale. Bd. VI (1860) S. 550.

veraltetem Wechselfieber aber sagt Isnard: »Einen wahrhaften Triumph feiert der Arsenik bei den veralteten, recidivirenden Wechselfiebern, welche dem Chinin Widerstand leisten. Hier zeigt er erst seine allmächtige Wirksamkeit und eine Ueberlegenheit, welche ihm kein Mittel streitig machen kann. Meine ersten Versuche mit der Anwendung dieses Medicaments wurden gerade bei solchen Kranken vorgenommen. Dieselben hatten ihr Fieber in Algier und an den Küsten der Charente acquirirt und litten bereits seit 1 oder 1½ Jahren unter dessen schädlichem Einflusse. Alle Chininpraeparate blieben hier ohne Wirkung, und auch die Ortsveränderung zeigte keinen Erfolg. Das Fieber blieb, und die Kranken waren allen den gefährlichen, ja höchst bedrohlichen Zufällen ausgesetzt, welche die zunehmende Fieberkachexie mit sich bringt. Der Erfolg in diesen Fällen war nun ein so vollständiger, dass ich von da an beschloss, die Anwendung eines so nützlichen Mittels in meiner Praxis immer mehr auszudehnen, und dass ich heute nicht anstehe, dasselbe überall da zu verordnen, wo man günstige Wirkungen von demselben erwarten kann.«

Wie ausgedehnt viele Aerzte das Arsen gegen das Wechselfieber angewendet haben, erhellt schon aus dem Umstand, dass Vergleichstabellen aufgestellt wurden, auf denen die Wirksamkeit des Arsens und äquivalenter Chinindosen einander gegenüber gesetzt wurden. So gibt eine von Dr. Morehead in Bombay aufgestellte Tabelle folgende Vergleichswerthe:

50 mg	arsenige Säure	entsprechen	1500 mg	schwefels.	Chinin
10 »	»	»	»	300 »	»	»
1 »	»	»	»	30 »	»	»

Hiernach würde die antifebrile Wirksamkeit des Arseniks um das 30fache jene des schwefelsauren Chinins übertreffen.

Eine Tabelle von Dr. Boudin (Paris) gibt folgende Vergleichswerthe:

50 mg	arsenige Säure	entsprechen	1000 mg	schwefels.	Chinin
10 »	»	»	»	200 »	»	»
1 »	»	»	»	20 »	»	»

Das Verhältniss wäre hiernach 1 : 20.

Isnard's Tabelle endlich gibt einen etwas anderen Vergleichswerth. Nach ihm entsprechen:

50 mg	arsenige	Säure	1650 mg	schwefels.	Chinin
30 »	»	»	1000 »	»	»
18 »	»	»	600 »	»	»
15 »	»	»	500 »	»	»
10 »	»	»	333 »	»	»
1 »	»	»	33 »	»	»

Sonach würde die Wirksamkeit des Arseniks gegen Wechselfieber um das 33fache diejenige des Chinins übertreffen, was mit den Resultaten von Dr. Morehead gut übereinstimmt.

Da nach diesen Darlegungen die Wirksamkeit des Arsens gegen das Wechselfieber vollständig feststeht, so kann es sich nur fragen, welche allgemeinen Folgerungen hieraus hervorgehen. Wir wissen längst, dass das Wechselfieber eine Infectionskrankheit ist, und die Untersuchungen von Klebs, Tommasi-Crudeli Marchiafava und Cuboni haben uns die Bacterien kennen gelehrt, welche als Ursache dieses Leidens betrachtet werden müssen. Alle die Grundsätze, welche bezüglich der Heilung eines Bacterienleidens in den früheren Abschnitten entwickelt wurden, müssen daher hier ihre Anwendung finden. Der Arsenik kann unmöglich in anderer Weise gegen das Wechselfieber wirken als dies früher vom Chinin dargelegt wurde. Alle die Ueberlegungen, welche zeigten, dass das Chinin keinesfalls direct gegen die Krankheitsursache, keineswegs als Antisepticum wirken könne, finden hier in gleicher Weise ihre Anwendung. Abgesehen von allem übrigen ist die arsenige Säure ein viel zu schwaches Antisepticum, als dass an etwas derartiges gedacht werden könnte. Nach Versuchen, welche ich angestellt habe, verhält sich ihre antiseptische Kraft zu jener der Salicylsäure wie 5 : 8. Salicylsäure müsste daher in den gleichen minimalen Mengen, wie das Arsen, noch viel energischer gegen das Wechselfieber wirken als Arsen, was bekanntlich durchaus nicht der Fall ist.

Es beruht daher diese antifebrile Wirksamkeit des Arseniks ebenso wie jene des Chinins auf einer Erhöhung der Widerstandsfähigkeit, einer dynamischen Wirkung auf diejenigen Gewebsabschnitte, welche als Brutstätte der Malariabacterien dienen. Dies ist die einzig mögliche Schlussfolgerung. Beide Stoffe wirken ganz parallel, ganz in gleicher Weise; sowie wir denn überhaupt sehen werden, dass die Wirkungen des Arsens und des Chinins in mehrfacher Hinsicht Analogien zeigen. Aber die von Heim und Isnard angeführten Beobachtungen deuten darauf hin, dass diese Wirkungen beim Arsen kräftigere und nachhaltigere sein müssen als beim Chinin, weil sonst die Heilung veralteter Intermittenten und die Verhütung der Recidive nicht in dem Maasse möglich wäre, als sie von diesen Autoren beobachtet worden ist.

Hieraus ergibt sich aber noch, dass der Arsenik, wie das Chinin, nur in noch höherem Maasse, nicht bloss curativ, sondern auch prophylaktisch gegen das Wechselfieber wirken müsse, eine Wirksamkeit, die in der That in Frankreich und Nordamerika seit lange bekannt und berühmt ist.

2. Arsen gegen Hautkrankheiten.

Die Wirkung des Arsens gegen hartnäckige chronische Hautkrankheiten ist eine allbekannte, von keinem Arzte bezweifelte Thatsache. Es dürfte genügen hierfür an die Autorität von Hebra zu erinnern, der namentlich bei Psoriasis, Lichen rubrum und verschiedenen Ekzemen in hunderten von Fällen die staunenswerthesten Erfolge vom innerlichen consequenten Gebrauche des Arsens constatirt hat.

Obwohl nun diese Thatsache unzweifelhaft feststeht, so ist deren wissenschaftliche Bedeutung dennoch bisher von keiner Seite einer näheren Würdigung unterzogen worden. Ich meine aber, es sollte unserer skeptischen Medicin einen ungeheuren Eindruck machen, wenn ganz gegen alle geläufigen Annahmen, im schreiendsten Gegensatze gegen unsere localistische Auffassung und localistische Behandlung aller Processe, mögen dieselben in der Haut oder im Kehlkopf oder sonst irgendwo sitzen, ein solches locales Leiden nicht durch örtliche Mittel sondern durch innerliche Medication geheilt werden kann. Ich dächte, ein solches Beispiel beweist doch, dass da etwas verborgen steckt, von dem wir noch gar nichts wissen, was mit unseren herkömmlichen Vorstellungen sich gar nicht vereinigen lässt und das ebendesshalb die Reformbedürftigkeit dieser Vorstellungen anzeigt.

Die Aetiologie derjenigen entzündlichen Hautkrankheiten, welche durch das Arsen geheilt werden können, liegt noch völlig im Argen. Alle die tausend Ursachen, welche dafür namhaft gemacht werden, können nur den Werth disponirender Momente beanspruchen, sie können den pathologischen Process selbst nicht erklären. Eine chronische Entzündung verlangt nothwendig eine chronisch wirkende Ursache, und zwar muss die Ursache so beschaffen sein, dass sie wirklich Entzündung zu erregen vermag. Da wir nun zur Annahme besonderer dunkler Entzündungsursachen hier keinen Grund haben, während andererseits die Bacterien als allgemeine Entzündungsursache hinreichend bekannt sind, so dürfte die Voraussetzung kaum allzugewagt erscheinen, dass auch in diesen Fällen es Spaltpilze sind, welche vom Darm aus ins Blut übertretend in der siechhaft disponirten Haut Vegetationen zu bilden vermögen. Jedenfalls wird diese Annahme durch die Analogie der Variola mächtig gestützt, während jede andere im ganzen Bereich unseres Wissens sich vergebens nach einer nur halbwegs brauchbaren Stütze umsehen müsste.

Unter dieser Annahme würde sich dann auch die Wirkungsweise des Arsens bei den Hautkrankheiten erklären lassen. Der Arsenik müsste hier ebenso wie beim Wechselfieber auf die Vegetationsstätte der Bacterien, auf die Haut, eine verändernde, dynamische Wirkung üben, wodurch die bereits anwesenden Spaltpilze allmählich verdrängt werden, die Ansiedlung neu ankommender aber verhindert wird. Es wird nichts übrig bleiben, als diese Vorstellung anzunehmen, da sie nach dem, was wir über die Wirkungsweise des Arsens und über das Verhalten der Spaltpilze wissen, die einzig mögliche ist. Man müsste sonst über das Arsen und die hier wirksame Entzündungsursache ganz neue Annahmen machen, für die sich kaum genügende Gründe beibringen liessen.

Man könnte hierbei die Frage erheben, warum denn der chronisch-entzündliche Process in der Haut nicht selbst die

Bacterienvegetationen beseitigt? Ich glaube, diese Schwierigkeit löst sich in folgender Weise. Die chronische Hautentzündung besteht in Wirklichkeit nicht in einem chronischen Entzündungszustand jeder einzelnen kleinsten Hautpartie; vielmehr sehen wir ganz allgemein die Entzündung immer von Ort zu Ort wandern, an jedem Orte aber nur eine begrenzte Zeit verweilen. In jeder einzelnen Hautpartie verläuft der Entzündungsprocess selbständig, tödtet die vorhandene Bacterienvegetation, worauf dann ein Zustand relativ normalen Verhaltens eintritt, der aber allerdings später wieder einem neuen Entzündungsprocesse weichen kann. Durch ein zahlloses Nebeneinander der verschiedensten Stadien solcher localisirter Entzündungsprocesse entsteht nun dasjenige, was wir als chronische Hautentzündung bezeichnen. Nur ein Mittel kann dagegen nützen, welches wie der Arsenik gleichzeitig die ganze Haut in Angriff zu nehmen und deren Widerstandsfähigkeit gegen die Bacterien zu erhöhen vermag. Sehr oft ist der Erfolg dieser Arsentherapie allerdings kein vollständig dauerhafter, es können später Recidive wiederkehren. Allein diese Recidive sind alsdann durch eine kurzdauernde Wiederaufnahme der Arsencur leicht wieder zu beseitigen. Es gibt auch Fälle entzündlicher Hautkrankheiten, wo der Arsengebrauch anscheinend erfolglos bleibt oder sogar das Gegentheil bewirkt. Das letztere tritt namentlich ein bei frischen, erst seit kurzem bestehenden Exanthemen. Es ist wohl klar, dass die dynamische Wirkung des Arseniks, welche ja eine sehr schwache entzündliche ist, zunächst zu der bereits vorhandenen Entzündung sich hinzuaddiren und dieselbe noch steigern muss. Erst eine höhere Stufe der Arsenwirkung kann dann heilende Erfolge erzielen. Sehr oft jedoch wird diese Stufe gar nicht erreicht werden, weil die Patienten, durch die zuerst eingetretene Steigerung in ihrem Vertrauen wankend gemacht, den Arsenik nicht mehr consequent genug anwenden.

3. Arsen gegen Nervenkrankheiten.

Die Wirkungen des Arseniks gegen verschiedene krankhafte Zustände des Nervensystems sind ebenso zweifellos constatirt, wie diejenigen gegen das Wechselfieber und gegen Hautkrankheiten.

Es liessen sich hierfür zahlreiche Belege anführen. Zum Beweis der allgemeinen Wirksamkeit genüge es jedoch zu erinnern, dass seine Heilkraft bei der Chorea (Veitstanz) nahezu einstimmig als eine vollkommen sichere und gründliche angegeben wird. Ebenso wie die Chorea in einem übermässigen Erregungszustand gewisser Nervenbezirke besteht, so gibt es aber auch Lähmungserscheinungen, welche durch das Arsen beseitigt werden können. Ein solcher ist das nervöse Asthma, der sogenannte »Dampf« der Pferde, bei welchem das Urtheil der Thierärzte einstimmig ebenfalls dahin geht, dem Arsen eine sogenannte »specifische», d. h. ganz sichere und gründliche Heilwirksamkeit zuzuschreiben. Wenn nun aber das Arsen übermässige Erregungszustände und andererseits Lähmungen zu beseitigen vermag, dann ist es begreiflich, dass das Gebiet seiner Wirksamkeit bei Nervenleiden ein ungemein ausgedehntes sein muss. In der That hat es vertrauenswerthe Aerzte gegeben, welche den Arsenik bei nahezu allen Nervenleiden, die nicht auf anatomischen Veränderungen beruhen, angewendet und ihrer Angabe nach die vorzüglichsten Erfolge damit erzielt haben.

Um nun diese scheinbar entgegengesetzten Wirkungen, die Heilung einer übermässigen Erregung und einer Lähmung zu begreifen, ist es nöthig, den Einfluss des Arsens auf das Nervensystem, sowie sich derselbe aus physiologischen Experimenten ergibt, näher zu betrachten. Von allen Experimenten über die Arsenwirkung sind hierzu keine geeigneter als diejenigen, welche unter Leitung Meissner's von A. Cunze angestellt und schon im Jahre 1866 in Henle und Pfeufer's Zeitschrift für rationelle Medicin mitgetheilt wurden.

Cunze hat Kaninchen und Hunden geringe Mengen arseniger Säure (als Natronsalz) von einer Vene aus ins Herz injicirt, darauf die Thiere getödtet und nach Freilegung des Herzens, welches nur durch ein übergestürztes Becherglas gegen Verdunstung geschützt wurde, die Dauer und Zahl der Contractionen der einzelnen Herzabtheilungen beobachtet. Es fielen diese Versuche in die heisse Jahreszeit, ein Umstand, der im allgemeinen die Fortdauer der Herzcontractionen nach dem Tode eher zu beeinträchtigen geeignet ist. Ebenso auch sind die Kaninchen, welche hauptsächlich zu diesen Versuchen dienten, gegenüber anderen Thieren keineswegs durch besondere Ausdauer der Erregbarkeit nach dem Tode ausgezeichnet. Trotzdem haben nun diese Experimente von Cunze eine sehr merkwürdig lange Dauer der Herzcontractionen nach dem Tode unter dem Einflusse des Arseniks erwiesen. Zur näheren Erläuterung citire ich hier das Protocoll zweier derartiger Versuche:

»1. Einem Kaninchen von mittlerer Grösse wurden 10^{mg} arsenige Säure (wie immer als Natronsalz gelöst) in die Vena jugularis injicirt, und darauf wurde das Thier sofort durch Bruch des verlängerten Marks getödtet. Unmittelbar nach dem Tode pulsirten der rechte Ventrikel und der rechte Vorhof alternirend 30mal in der Minute, beschleunigten aber bald ihre Bewegung, jedoch nicht gleichmässig, so dass der rechte Vorhof 80, der rechte Ventrikel 40mal in der Minute schlug. Zwei Stunden nach dem Tode hatte die Bewegung des Ventrikels aufgehört; der rechte Vorhof schlug noch 80mal in der Minute. Das Herz wurde (wie auch in den folgenden Versuchen) nur durch ein darübergestelltes Becherglas vor dem Trocknen geschützt, und so pulsirte der rechte Vorhof bis 20 Stunden nach dem Tode, und zwar 3 Stunden nach dem Tode 67mal, 6 Stunden nach dem Tode 29mal, 9½ Stunden nach dem Tode 25mal, 11½ Stunden nach dem Tode 18mal in der Minute. Erst 22 Stunden nach dem Tode war jede Bewegung erloschen.«

»2. Einem grossen Kaninchen wurden 10^{mg} arsenige Säure in die Vena cruralis injicirt und das Thier dann sofort getödtet. Eine Stunde nachher schlug der rechte Vorhof 80mal in der Minute, der rechte Ventrikel 40mal. 3 Stunden nach dem Tode schlug nur noch der rechte Vorhof 40—45mal in der Minute, 18 Stunden nach dem Tode 3 Pulsationen in der Minute. 26 Stunden nach dem Tode, als die Baucheingeweide schon im Uebergang zur Fäulniss begriffen waren, pulsirte der rechte Vorhof zwar nicht mehr aus innerer Ursache, aber auf Reizung von aussen, z. B. schon auf blosses Anhauchen verfiel er noch in eine Reihe von kräftigen Contractionen.«

Es muss hier zunächst bemerkt werden, dass nur gewisse Mengen von Arsen diese auffällig verlängernde Wirkung auf die Herzaction zeigten; grössere Mengen als 10^{mg} für ein ausgewachsenes Kaninchen wirkten weniger günstig, bei 60^{mg} war das Uebermaass des Reizes so stark, dass unmittelbar nach dem Tode des Thieres schon das Herz sich vollkommen regungslos zeigte. Ebenso auch hatten geringere Mengen als 10^{mg} eine weniger vortheilhafte Wirkung.

Zur Würdigung dieser Resultate sei besonders hervorgehoben, dass bei diesen Versuchen, bei denen der Kreislauf nicht mehr existirte, keinerlei Möglichkeit zur Durchspülung der Herzen mit Blut gegeben war. Man hat ja in neuerer Zeit nachgewiesen, dass Froschherzen ebenfalls sehr lange noch schlagen können, wenn man dieselben fortwährend mit gewissen Lösungen durchspült. Es handelt sich in diesen Fällen entweder um Neutralisation eines im Herzmuskel gebildeten sauren Zersetzungproductes (Milch- oder Kohlensäure) oder um einfache Auslaugung eines derartigen Productes, dessen Anwesenheit die Widerstände im Muskel erhöht. Von allem diesem kann jedoch bei dem arsenigen Kaninchenherzen keine Rede sein, weil hier gar keine Ausspülung stattfindet. Vielmehr müssen sich in einem solchen Herzen die ermüdenden Zersetzungsstoffe fortwährend anhäufen, die Widerstände gegen die erregenden Wirkungen des nervösen Apparates im Herzen müssen immer grösser werden. Wenn also der Herzschlag trotzdem solange noch erhalten bleibt, dann beweist dies eine ganz enorm kräftigende und steigernde Wirkung auf die nervösen Centralorgane im Herzen.

Auf Grund dieser Thatsachen, sowie auf Grund der Erfahrungen über das Verhalten des Nervensystems der Arsenesser, auf welche schon oben aufmerksam gemacht wurde, begreifen wir nun die Wirksamkeit des Arseniks bei den verschiedensten Nervenleiden, solange dieselben bloss functionell sind, solange keine anatomischen Veränderungen vorliegen. Ein Mittel, welches so eminent und so nachhaltig kräftigend einwirkt, kann Lähmungen sowohl als übermässige Erregungszustände auf die Norm zurück führen. Es fragt sich jedoch um die nähere Natur dieser Wirkung.

In dieser Beziehung muss behauptet werden, dass der Arsenik total anders auf die Nerven einwirkt als alle die bekannten sogenannten Nervenmittel. Es ergibt sich dies aus folgendem: Alle Nervenmittel z. B. Morphium, Caffeïn, Alkohol etc. wirken nach ihrer Aufnahme in den Kreislauf ziemlich rasch auf die Nerven ein, aber bald auch ist ihre Wirksamkeit wieder erschöpft. Ein Morphiumesser muss mehrmals innerhalb 24 Stunden Morphium zu sich nehmen, wenn in der angenehmen Wirkung keine Unterbrechung eintreten soll. Wesentlich anders verhält sich der Arsenesser. Aus allen Berichten geht hervor, dass diese Leute, weit entfernt von so oftmaliger Aufnahme des Arsens, im Gegentheil meist nur alle 2—3 Tage, vielfach nur alle Wochen oder sogar nur alle 14 Tage Arsen zu sich nehmen. Ganz das gleiche ergibt sich auch aus den Versuchen von Cunze. Kein Nervenmittel wäre im Stande, bei nur einmaliger Zufuhr eine 26stündige Wirkung zu erzeugen; alle diese Stoffe haben nur kurzdauernde Wirkungen, die bald genug erlöschen um dann dem Gegentheile Platz zu machen. Auch diese Erscheinung bildet wiederum eine von jenen fundamentalen Thatsachen, die bei der Erklärung der Arsenwirkungen im Körper bisher völlig unbeachtet geblieben sind, die aber, bei genauerer Ueberlegung als eine Hindeutung von allergrösster Wichtigkeit sich ergeben.

Es existiren nur zwei Möglichkeiten, um dieses ganz eigenartige Verhalten des Arsens zu erklären: Entweder muss ein Zurückhalten des Arsens von Seite der Gewebe, speciell der Nervenzellen, angenommen werden — oder man muss voraussetzen, dass das Arsen zwar rasch wieder ausgeschieden wird, dass aber die Veränderung, welche dasselbe bewirkt, eine verhältnissmässig langdauernde ist. In beiden Fällen würde sich das Arsen von den eigentlichen Nervenmitteln total unterscheiden. Beide Fälle schliessen sich übrigens keineswegs aus; vielmehr ist es mir am wahrscheinlichsten, dass beide Annahmen bis zu einem gewissen Grade das richtige treffen, d. h. dass der Arsenik theilweise im Körper zurückgehalten wird, und dass auch der Veränderung, welche er bewirkt, eine längere Dauer zugeschrieben werden muss.

Ich werde diese Annahme in einem späteren Abschnitt näher begründen.

Wenn nun die Wirkung des Arsens auf die Nervenzellen eine ganz andere ist als diejenige der sogenannten Nervenmittel, wenn sie eine ganz eigenartige ist, dann glaube ich, müssen wir voraussetzen, dass diese Wirkung eben keine andere ist als die »dynamische«, die wir bei den übrigen Zellen bereits kennen gelernt haben. Man glaubt freilich, verschiedenartige Körperzellen müssten sich gegen ein und dasselbe Mittel immer und unter allen Umständen verschieden verhalten und man betont, gewiss nicht mit Unrecht, sehr gerne die Verschiedenheit einer Muskel-, einer Leber-, einer Nervenganglienzelle u. s. w. Es fragt sich aber doch, ob nicht allen diesen Zellen etwas gemeinsames zukommt, nämlich die Fähigkeit sich zu ernähren, d. h. Stoffe von höherer chemischer Spannkraft aus dem Saftstrome in sich aufzunehmen und Stoffe von minderer Spannkraft dafür abzugeben, wobei die Differenz dann in Form erzeugter Wärme oder in Form irgend einer anderen Leistung frei wird. Ich meine, diese Annahme ist gar nicht zu umgehen, solange wir einer thierischen Zelle überhaupt noch Lebensthätigkeit zuerkennen.

Dann aber ist es auch möglich, dass Stoffe existiren, die auf diese allen Zellen gemeinsame Thätigkeit bei jeder Zelle in nahezu gleicher Weise einwirken; dann ist auch die allgemeine Möglichkeit einer dynamischen Wirkung bei allen noch lebensthätigen Körperzellen, somit auch bei den Nervenzellen erwiesen. Diese Annahme gewinnt aber dadurch ungemein an Wahrscheinlichkeit, dass sie die einfachste, die nächstliegende ist. Wesshalb sollte man irgend eine ganz unbekannte Wirkung des Arsens auf die Nerven voraussetzen, wenn seine bekannten Wirkungen und Beziehungen zu den Körpergeweben zur Erklärung bereits völlig genügen?

Ein Stoff nun, der dynamisch auf die Nervenzellen wirkt, der den Ernährungszustand und damit die normale Leistungsfähigkeit derselben zu heben im Stande ist, muss in krankhaften Zuständen die ausserordentlichsten Wirkungen entfalten können. In der That, wir begreifen jetzt die wunderbaren Erfolge, welche mit dem Arsen von Aerzten erzielt worden sind, die sich von seiner Anwendung nicht durch übertriebene Befürchtungen abschrecken liessen. Wir begreifen es, wenn Isnard auf Grund einer eingehend mitgetheilten Casuistik von 23 Fällen von hochgradig »nervösem Zustand«, mit den verschiedensten Neuralgien, Krämpfen, tiefem Ergriffensein der Ernährung u. s. w. sein Urtheil in folgender Weise resümirt[1]):

»Der Arsenik wirkt schnell gegen den nervösen Zustand; er offenbart seine Wirkung sehr frühzeitig, von den ersten Tagen an. Im Anfange wirkt er auf die mit den verschiedenen Neuropathien verbundenen Schmerzen und Spasmen ein; er mässigt sie, schiebt sie hinaus, verringert sie und bringt sie endlich zur Ruhe. Demnächst wendet er sich an die so oft mitgestörte Nutrition und erhebt sie fortschreitend. Unter seinem Einflusse steigert sich die Esslust, wird bald lebhaft, energisch, selbst unersättlich; die Verdauung regelt sich und erlangt eine ungewohnte Thätigkeit; die bei den Neurotischen und Chlorotischen so beständige, so hartnäckige und so störende Leibesverstopfung verliert sich mit der Zeit; dieses Symptom, bedeutend genug, um von einigen Aerzten für den Ausgangspunkt der Krankheit gehalten zu werden, verschwindet ohne Erschütterung, ohne Anstrengung, selbst in den veraltetsten Fällen, nach zehn, fünfzehn, zwanzig Tagen. Der Schlaf und die Kräfte finden sich wieder ein, die Hautfarbe fixirt und hebt sich zu ihrer normalen Höhe. Der Unordnung, dem Leiden, der Magerkeit, der Blässe, der Anämie, der Abgeschlagenheit und der allgemeinen Schwäche, der Traurigkeit und der Entmuthigung folgen Gemüthsruhe, Fülle, Frische und Färbung der Gewebe, Thatkraft, Wohlbefinden, Heiterkeit, kurz Ordnung und Einklang des ganzen Organismus.«

Dieses Urtheil Isnard's gewinnt noch dadurch an Bedeutung, dass der Uebersetzer, Medicinalrath Le Viseur, hinzuzufügen vermag »er stimme aus vieler Erfahrung diesem — übertrieben scheinenden — Lobe bei«.

Auch meine Erfahrung, so gering dieselbe auch bezüglich der Arsenwirkung bei derartigen Zuständen bis jetzt noch ist, spricht

[1]) Der therapeutische Gebrauch des Arseniks etc. S. 21.

sehr zu Gunsten derselben. Auch ich habe bereits gefunden, dass ganz minimale Dosen, 2—3 mg per Tag, bei mehrwöchentlichem Gebrauche eine ganz wunderbar günstige Wirkung auf das Nervensystem äussern. Locale Schmerzen treten zurück, der Appetit regelt und steigert sich, das ganze Aussehen wird ein anderes, jugendlicheres, Heiterkeit und Lebhaftigkeit treten an die Stelle der Niedergeschlagenheit und namentlich wurde bemerkt, dass die Functionen des Gedächtnisses wesentlich zugenommen hätten. Ueberhaupt muss ich nach meinen Erfahrungen dem Arsenik bezüglich seiner Wirkungen auf die geistige und moralische Sphäre ein sehr günstiges Prognosticum stellen, ganz im Gegensatze zum Alkohol, von dem sich nach meiner Auffassung viel eher das Gegentheil behaupten lässt.

4. Arsen als äusserliches Aetzmittel gegen Neubildungen.

Die Anwendung des Arseniks als Aetzmittel, namentlich gegen Krebsknoten ist eine uralte. Ich erinnere in dieser Hinsicht nur an die Existenz so vieler Geheimmittel, Pulver oder Salben, von denen namentlich das Frère Cosme'sche Pulver einer hohen Berühmtheit genoss. Die neuere Medicin hat auf diese Dinge beinahe vergessen, wohl hauptsächlich wegen der Fortschritte der Chirurgie, weil man es sicherer und richtiger fand, einen Krebsknoten herauszuschneiden als denselben mit Arsenik hinwegzuätzen. Nur in der Thierheilkunde scheint der Arsenik zu solchen Zwecken noch vielfach verwendet zu werden. Eine competente Autorität versicherte mich, dass namentlich bei gutartigen Neubildungen (Epitheliomen) beim Rind, die oft einen colossalen Umfang erreichen können, die Wirkung der Arsenpaste eine ganz sichere und wahrhaft wunderbare sei. Kurze Zeit schon nach Einwirkung dieser Paste sieht man derartige Geschwülste abfallen.

Es handelt sich nun hier keineswegs darum, jene veraltete Anwendungsweise des Arseniks zu rehabilitiren, sondern vielmehr, die Natur dieser angeblichen Aetzwirkungen, an deren Existenz ja nicht zu zweifeln ist, wissenschaftlich zu untersuchen. Ein solches Unternehmen ist um so wichtiger und nothwendiger, als die bisherigen Vorstellungen über diesen Vorgang, wie man sie noch heutzutage in den Handbüchern der Arzneimittellehre antrifft, selbst unter den mässigsten Anforderungen an naturwissenschaftliches Denken zurückbleiben. Da es nämlich längst bekannt ist, dass Arsen mit Eiweiss keine Verbindungen bildet, da also eine directe Wirkung des Elementes Arsen nicht angenommen werden kann, so lautet die Meinung dahin, es handle sich hier um eine Aetzwirkung der arsenigen Säure, welche durch die sauren Eigenschaften (!) dieses Körpers bedingt wäre.

Gegen diese unüberlegte Annahme spricht jedoch bereits der Umstand, dass die alten Aetzmittel, insbesondere das Cosme'sche Pulver und die Vitet'sche Aetzsalbe ausser der arsenigen Säure noch Alkalien enthielten, und zwar das erstere Asche (von verbrannten Schuhsohlen), das letztere aber Aetzkalk. Ferner spricht dagegen völlig entscheidend der bekannte Umstand, dass die arsenige Säure eine so äusserst schwache Säure ist, dass sie sogar von Kohlensäure aus ihren Verbindungen ausgetrieben werden kann, und dass eine 1procentige Lösung nicht einmal blaues Lacmuspapier zu röthen vermag. Endlich spricht dagegen die höchst wichtige, bisher ganz unbeachtete medicinische Erfahrung, dass das Arsen vorzugsweise nur die krankhaften Theile, hauptsächlich nur die Neubildungen wegätzt, das Gesunde dagegen, wenn die Concentration des Arseniks nicht zu stark ist, völlig verschont. Diese alte und ungemein werthvolle Erfahrung, welche bereits die ganze Erklärung der »Aetzwirkungen« des Arsens in sich enthält, ist von Hebra in unzweideutiger Weise zum Ausdruck gebracht worden[1]:

»Der grösste und nicht genug zu betonende Vorzug dieser Arsenikpaste liegt in dem Umstande, dass durch dieselbe die gesunde Haut gar nicht angegriffen, nicht einmal excoriirt, dagegen jeder einzelne Lupusknoten sicher und gründlich zerstört wird.... Die Schorfe sind zahlreich, ebenso viele, als Lupusknötchen und

---

[1]) Handbuch der speciellen Pathologie und Therapie von Virchow. Band 3 Abtheilung II (1876) S. 366.

confluirende Knoten an der betreffenden Hautstelle zugegen waren. Nach 3—5 Tagen werden die Schorfe durch Eiterung abgestossen. Es sind nun ebensoviele lochförmige kleinere und grössere Substanzverluste vorhanden, — die Haut ist wie durch ein Locheisen an zahlreichen Stellen ausgehackt. Aber jeder einzelne Substanzverlust ist relativ klein, und zwischen denselben sind allenthalben Inseln und Brücken gesunder Haut zurückgeblieben, von welchen aus nach Emporrücken der Granulation die Ueberhäutung rasch vor sich geht.«

Wenn es noch eines Beweises bedürfte, dass die sogenannte »Aetzwirkung« des Arseniks nicht auf einer chemischen Einwirkung, etwa einer Verbindung mit Eiweiss beruht, so ist derselbe hier geliefert. Denn es müsste eine solche chemische Einwirkung nothwendig auch auf das gesunde Gewebe sich erstrecken, wie dies bei allen wahren Aetzwirkungen (z. B. Argentum nitricum) der Fall ist; unmöglich könnte das dazwischenliegende Gewebe völlig intact bleiben.

Um nun die Erklärung für diese merkwürdigen »Aetzwirkungen« des Arseniks zu finden, ist es keineswegs nöthig, eine neue bisher unbekannte Eigenschaft des Arseniks anzunehmen. Vielmehr genügt auch hier einfach die dynamische Wirkung desselben, welche bei stärkerer Anwendung des Arsens eine entzündlich reizende werden muss. Das einzig Neue besteht dann nur darin, dass abnormal gebildete Zellen, Krebszellen, Lupuszellen etc. gegen solche Entzündungsreize eine geringere Widerstandsfähigkeit an den Tag legen, eher in fettige Metamorphose gerathen und eher zu Grunde gehen als normale Zellen. Aber ist dies wirklich etwas Neues? Sehen wir nicht immer, dass Neubildungen, namentlich Carcinome ganz ausserordentlich zu weiteren pathologischen Veränderungen geneigt sind und durch die leichtesten Einwirkungen, die am normalen Gewebe spurlos vorübergehen, schon zu Entzündungen mit nachfolgendem ulcerösem Zerfalle gebracht werden?

Auch dies ist also nichts Neues, nichts unsern bisherigen Kenntnissen und Anschauungen Fernliegendes. Die sogenannte »Aetzwirkung« des Arseniks löst sich damit auf in eine blosse entzündliche Wirkung, die ja bekanntlich bei localer Anwendung des Arsens stets deutlich hervortritt. Der Umstand aber, dass abnormale Zellen dieser reizenden Wirkung weniger Widerstand leisten als normale, diese Erkenntniss ist für die Therapie, für die Prophylaxis von allerhöchster Bedeutung. Wir dürfen daraus den wichtigen Schluss ziehen, dass auch bei innerlicher Anwendung die dynamische Wirkung des Arseniks, welche den normalen Zellen zuträglich ist, die abnormalen schädigen und allmählich dem Untergang entgegenführen müsse; wir dürfen schliessen, dass dem innerlichen Gebrauche des Arsens eine heilende Wirkung bei Neubildungen zukommen müsse. Und in der That, dieser Schluss ist bereits in einem speciellen Falle bewiesen. Billroth und Czerny haben die ungeheuer wichtige Thatsache festgestellt, dass der consequente äusserliche und innerliche Gebrauch des Arseniks im Stande sei, die malignen Lymphome zu heilen, eine Neubildung, von der es bekannt ist, dass sie, sich selbst überlassen, allmählich mit Nothwendigkeit zum Marasmus und zum Tode des Individuums hinführt.

Auch in diesem Falle scheint es wieder beinahe unbegreiflich, dass man versäumt hat, aus so wichtigen Erfahrungen die nächst liegenden Schlüsse zu ziehen. Wenn denn das Arsen bei äusserlicher Anwendung Krebsknoten sehr leicht zerstört, und wenn es andererseits bei innerlichem Gebrauche maligne Lymphome zu heilen vermag, dann ist die Folgerung absolut nothwendig, dass dieses Mittel bei innerlichem Gebrauche auch gegen Carcinome eine entschiedene Wirkung haben müsse. Dann ist die alte Lehre von einer derartigen Wirkung keine Fabel; dann beruht sie auf sicherer Grundlage. Die Theorie muss in diesem Falle wie so oft den Leitstern der Praxis bilden und uns über die Zufälligkeiten der einzelnen Beobachtung hinausheben. Denn es ist ja sehr wohl möglich, dass in dem einen oder andern Falle die Dinge so gelagert sind, dass trotz der Anwendung des Arsens eine Krebsgeschwulst zuletzt zum tödtlichen Ausgang führt. Allein damit ist die Theorie keineswegs widerlegt. Wenn auch die Wirkung in einem solchen Falle eine ungenügende war, so kann sie doch in vielen andern Fällen eine genügende sein. Und was haben wir denn etwa sonst noch für Mittel gegen die Carcinome? Ich sage also mit voller Ueberzeugung: es ist dringend angezeigt, einen Carcinomatösen fortgesetzt mit Arsen zu behandeln, gleichviel ob derselbe bereits operirt ist oder nicht. Denn leider sind ja alle diese Operationen, und wenn sie so sorgfältig als möglich ausgeführt sind, keine Radicaloperationen. Das Uebel ist wohl für eine Zeit lang zurückgedrängt, aber wir wissen, dass es immer und immer wiederkehrt. Welcher denkbare Grund könnte also dagegen sprechen, einem solchen Unglücklichen dasjenige Mittel zu geben, welches die allgemeine Widerstandsfähigkeit des menschlichen Körpers in so staunenswerther Weise zu heben im Stande ist, und das schon aus diesem Grunde allein die noch vorhandenen Aussichten auf Rettung ganz ungemein erhöhen muss?

Ich bemerke übrigens, dass in viel höherem Masse noch eine prophylaktische als eine curative Wirkung vom Arsen gegen maligne Neubildungen vorausgesetzt werden muss, und dass die constante Zufuhr von Arsen nach Maassgabe unserer jetzigen Kenntnisse das einzig zuverlässige Mittel wäre, den menschlichen Körper vor dem verderblichen Auftreten solcher Neubildungen zu bewahren.

6. Wirkungen des Arseniks gegen die Leichenfäulniss.

Dass die Leichen mit Arsen vergifteter Menschen und Thiere, namentlich dann, wenn die Vergiftung einige Zeit hindurch gewirkt hatte, der Fäulniss einen ungewöhnlichen Widerstand leisten, ist eine altbekannte Thatsache. Ebenso ist es eine in Steiermark beim Aufgraben von Kirchhöfen constatirte Erscheinung, dass die Leichen von Arsenessern wohlerhalten, gleichsam conservirt dabei angetroffen werden. Auch diese Thatsachen hat man jedoch bisher nicht richtig zu deuten vermocht. Man hat hier an eine antiseptische Wirksamkeit des Arsens geglaubt, während doch klar ist, dass bei einer solchen Annahme vor allem die quantitativen Verhältnisse berücksichtigt werden müssen. Nun ergibt sich aber bei Zugrundelegung des Verhältnisses 5 : 8 für die antiseptische

Wirksamkeit der arsenigen Säure gegenüber der Salicylsäure, dass zur Desinfection eines mittleren männlichen Körpers allermindestens die Menge von 45 g Salicylsäure und dem entsprechend von 70 g arseniger Säure erforderlich wären! Da solche Mengen niemals auch nur entfernt in einem vergifteten Körper vorhanden sind, so folgt hieraus zweifellos die Unhaltbarkeit dieser antiseptischen Hypothese.

Man weiss nun, dass die Erscheinung der Adipocirebildung bei solchen Leichen eine ungemein häufige ist, und es erklärt sich hieraus allerdings die spätere dauernde Conservirung der Leichname. Allein es fragt sich doch, wodurch denn zunächst, solange diese Umwandlung noch nicht erfolgt sein kann, der Schutz gegen die Fäulniss bewirkt werde?

Da es sich hierbei um einen Schutz gegen die Bacterien handelt, so wird man nothwendig dazu geführt, auch hierfür die dynamische Wirkung des Arsens auf die Körpergewebe verantwortlich zu machen. In der That ist dies die einzig mögliche und eben darum die einzig richtige Annahme. Die dynamische Wirkung des Arsens ist sicher vorhanden, sie ist namentlich bei der Vergiftung nothwendig eine sehr hochgradige; deren Bacterienfeindliche Wirksamkeit aber kann nach den früheren Erörterungen ebensowenig in Abrede gestellt werden. Noch während des Lebens müssen in einem mit Arsen imprägnirten Körper alle die vereinzelten Bacterien, welche sonst zufällig, vom Darme aus durchs Blut zugeführt, in den Geweben sich finden, zu Grunde gehen. Und wenn nun mit dem Tode der Kreislauf erlischt, so fehlt die Zufuhr weiterer Spaltpilze; das Eindringen derselben vom Darm aus in die Organe wird aber ungemein verzögert, oder ganz unmöglich gemacht durch die Nachwirkung dieses entschieden pilzwidrigen Zustandes, in welchen die Gewebe noch während des Lebens gerathen waren. Dass dieser entzündliche Zustand endlich zur Adipocirebildung prädisponire, ist ebenfalls unschwer zu begreifen. Denn die Adipocirebildung ist nur ein specieller Fall der fettigen Metamorphose, und wir kennen ja den innigen Zusammenhang eines gesteigerten Entzündungszustandes mit dieser besonderen chemischen Umwandlung.

Nach diesen Gesichtspunkten aufgefasst bildet somit die Wirkung des Arsens gegen die Leichenfäulniss keineswegs eine unerklärliche oder vereinzelt stehende Erscheinung. Im Gegentheil, diese Thatsache war vorauszusehen, wenn meine Theorie über die pilzwidrigen Effecte der dynamischen Wirkungen zu Recht besteht. Umgekehrt aber bildet diese Thatsache den directesten und schlagendsten Beweis für die Richtigkeit dieser Theorie. Denn in der That, wenn sogar nach dem Tode noch das Arsen gegen die Bacterien dem Gewebe Schutz zu verleihen vermag, wobei die Widerstandsfähigkeit der lebenden Zelle, wenn auch nicht gänzlich erloschen, so doch bedeutend geschwächt sein muss, dann ist dies das stärkste Argument zu Gunsten der Arsenwirkungen. In welchem Lichte erscheinen dagegen die Leistungen eines anderen Reizmittels, das man vielleicht dem Arsen gegenüber stellen wird, des Alkohols, wenn wir erfahren, dass selbst die Leichen der am Säuferwahnsinn, der in höchster Trunkenheit Verstorbenen der Fäulniss um keine Spur mehr Widerstand zu leisten vermögen, als die anderer Individuen? Ich meine, solche Thatsachen sollten denn doch zu denken geben, sie sollten doch mehr werth sein als die völlige Vergessenheit, in der man sie bisher begraben hat!

7. Ueberblick über die bisher angeführten Wirkungen des Arseniks.

Bisher hat die Medicin vom Arsenik nichts anderes gekannt, als eine Reihe »specifischer« Heilwirkungen. Man nahm eine »specifische« Wirkung an auf Wechselfieber, eine »specifische« auf das Hautorgan, eine »specifische« auf die Nerven, eine eben solche endlich gegen die malignen Lymphome. Alle diese Erscheinungen fasste man als ebensoviele Einzelthatsachen auf, für die es bis jetzt unmöglich sei, einen inneren Zusammenhang zu finden. Dem Arsenik wurden daher ebensoviele verschiedene dunkle Eigenschaften zugeschrieben, als er Heilwirkungen zeigte. Dazu kam nun aber noch die entzündliche Wirkung vergiftender Dosen auf die meisten oder auf alle Körpergewebe, die dynamische, die Ernährung fördernde Wirkung kleiner Mengen, dann die »specifische« Wirkung auf das Knochensystem, ferner die eigenthümliche »Aetzwirkung« auf krankhafte Theile, und endlich die Wirkung gegen die Leichenfäulniss. Dem Arsen mussten somit mindestens 9 verschiedenartige Wirkungen auf den menschlichen und thierischen Organismus zugeschrieben werden, und es ist begreiflich, dass man vor der Anwendung eines so äusserst complicirt wirkenden Mittels, dessen Leistungen sich ja in keiner Weise überblicken liessen, die grössten Bedenken hegen musste.

Ich glaube nun genügend dargethan zu haben, dass alle diese vielen Annahmen ganz unnöthig sind, und dass wir alle bekannten Wirkungen des Arseniks aus einer einzigen thatsächlich vorhandenen Eigenschaft desselben, aus seiner dynamischen Wirkung auf die Gewebszellen erklären können. Die vorhandenen, anscheinend so verschiedenartigen Wirkungen zeigen nur, dass dieser dynamische Einfluss des Arsens nicht nur auf einige wenige, sondern auf die meisten, vielleicht auf alle die verschiedenartigen Gewebszellen im Körper sich erstrecken müsse. Und dies ist eine Erkenntniss von der allergrössten Bedeutung.

Bereits in einem der vorhergehenden Abschnitte habe ich die allgemeine Möglichkeit dieser Annahme erwiesen, auf den Umstand mich stützend, dass allen Gewebszellen ein und dieselbe elementare Function der Ernährung gemeinsam zukommen, und dass in diesem Punkte alle die verschiedenartigen Gewebszellen übereinstimmen müssen. Ich glaube in der That, diese Voraussetzung ist unvermeidbar: alle Gewebszellen stammen bei der ontogenetischen Entwicklung aus einer einzigen Zelle, der Eizelle und bilden sich in verhältnissmässig kurzer Zeit durch Theilungsvorgänge aus derselben. Da wir nun sehen, wie ungeheuer langsam die phylogenetische Entwicklung der Organismen weiter schreitet, wie sie in Jahrtausenden, in Erdperioden kaum einen merkbaren Schritt zurücklegt, wie sollten da bei der so kurzdauernden ontogenetischen Entwicklung aus der einen Eizelle in ihrem inneren Wesen ganz differente Zellen hervorgehen können? In dieser gemeinsamen Abstammung, glaube ich, liegt es also schon mit Nothwendigkeit begründet, dass die elementarsten physiologischen Functionen, diejenigen der Ernährung und des Wachsthums, bei allen Zellen die nämlichen sein müssen. Ebenso wie ein Gesammtorganismus, richtiger zwei Organismen, zwar entweder männliche oder weibliche, aber keineswegs von ihnen selbst ganz verschiedenartige Nachkommen zu erzeugen vermögen, ebensowenig können aus einer Zelle total differente Arten von Zellen hervorgehen. Dies ist einfach unmöglich.

Ich würde diese Dinge nicht so ausdrücklich betonen, wenn nicht unter den Physiologen vielfach eine meines Erachtens bei weitem übertriebene Vorstellung von der Verschiedenartigkeit der einzelnen Zellenarten im Körper vorhanden wäre. Die Functionen dieser verschiedenen Zellen sind ja zweifellos differente, auch in chemischer Beziehung. Aber es wäre wohl möglich, dass alle Zellen die nämlichen Nahrungsstoffe aus dem Saftstrome aufnehmen und dass nur die Zerlegung eines Theiles dieser Nahrungsstoffe in den verschiedenen Fällen eine verschiedenartige ist. Wenigstens von einem Nahrungsstoffe wissen wir, dass er von den allermeisten Zellen in gleicher Weise aufgenommen wird und dies ist der Sauerstoff. Ebenso auch lehrt uns, glaube ich, die Ernährungsphysiologie, dass alle Zellen Eiweiss oder eiweissartige Stoffe aus dem Saftstrome hinwegnehmen. Dass aus einem Theile dieses Albumins in den einen Zellen Fett, in den anderen Gallenfarbstoffe, in wieder anderen verdauende Fermente u. s. w. gebildet werden, dies, meine ich, kann jene allgemeine Thatsache nicht widerlegen. Die Analogie anderer Zellen, z. B. der Spaltpilze zeigt uns ja deutlich genug, dass durch verschiedenartige Zellen aus ein und demselben Ernährungsmaterial ganz verschiedenartige Producte entstehen können. In einer chemisch reinen Lösung von weinsaurem Ammoniak (mit den nöthigen unorganischen Salzen) können durch verschiedenartige Spaltpilze je nach der anwesenden Pilzform sehr verschiedene Mengen von Essigsäure gebildet werden, ferner verschiedenartige Ammoniumbasen, es können Farbstoffe verschiedener Art gebildet werden u. s. w.

Da also die allgemeine Fähigkeit, Nahrungsmaterial von dem Saftstrome an sich zu ziehen, allen Zellen zugeschrieben werden muss, so ist auch die weitere Möglichkeit gegeben, dass Stoffe existiren, welche diese Fähigkeit bei allen Zellen entweder zu vermindern oder zu erhöhen im Stande sind. Ich möchte nun glauben, dass die dynamische Wirkung von Arsen, Phosphor und Antimon eine solche allgemeine ist. Bei den letzteren beiden Stoffen besitzen wir hierfür allerdings bis jetzt keine genügenden Anhaltspunkte, obwohl die Untersuchungen Wegner's über die Phosphorwirkung bereits in unverkennbarer Weise auf etwas derartiges hindeuten. Beim Arsen aber sind die Anhaltspunkte in dieser Beziehung, sowie dies die vorausgehenden Abschnitte dargelegt haben, so vielseitige, dass man an dem Bestehen einer allgemeinen dynamischen Wirksamkeit bei diesem Stoffe kaum mehr zu zweifeln vermag. Wenn schon die Haut, die Nerven, die Lymphorgane, ferner das Knochensystem, das Fettgewebe, endlich die Muskeln und die grossen Drüsen des Unterleibes (Widerstand gegen die Leichenfäulniss) eine solche Wirksamkeit erkennen lassen, dann ist es gewiss nicht mehr gewagt, zu behaupten, dass alle Organe und alle Gewebstheile dynamisch beeinflusst werden müssen. Dann aber ergibt sich hieraus der Schluss, dass auch das Lungengewebe durch den Arsenik dynamisch beeinflusst, dass es in seiner Widerstandsfähigkeit gegen die Spaltpilze erhöht werden müsse, und dies ist diejenige Folgerung, welche es uns schliesslich erlaubt, die gestellte Aufgabe, die Heilung und Verhütung der Lungentuberculose, in Angriff zu nehmen.

---

8. Wirkungen des Arseniks gegen die Lungentuberculose.

Die Therapie der Lungentuberculose ist in früheren Zeiten von völlig falschen Gesichtspunkten ausgegangen. Man liess das Uebel schleichend sich entwickeln, ohne etwas dagegen zu thun, und erst wenn es dann mit Macht hervorbrach, entfaltete die Medicin ihre nunmehr vergeblichen Bemühungen. Heutzutage ist dies anders geworden. Man weiss jetzt, dass in den Anfangsstadien, solange der Körper noch Widerstandsfähigkeit besitzt, diese Krankheit am leichtesten zu bekämpfen ist, man strebt danach, unter Anwendung der früher aufgezählten hygienischen Maassnahmen, prophylaktisch zu wirken; und in der That gelingt es bei Personen, welche Zeit und Mittel genügend zur Verfügung haben, nicht selten, für lange Jahre den Ausbruch einer ernsteren Erkrankung hinauszuschieben oder völlig zu verhüten.

Damit ist der richtige Weg gewiesen und in diesem Sinne, glaube ich, muss das Problem hinfort aufgefasst werden. Wir müssen es dahin bringen, die Tuberculose in ihrem Anfangsstadium zu heilen und deren Wiederausbruch vorzubeugen. Wenn dies möglich ist, dann verschwinden von selbst nach und nach alle die schweren Fälle, deren Heilung für immer eine schwierige und auch wenig dankbare Aufgabe bleiben wird; denn eine Lunge mit geheilten Cavernen wäre stets ein Nachtheil, der den Organismus niemals mehr zur vollen früheren Leistungsfähigkeit zurückkehren liesse.

Obwohl nun die Anwendung der jetzigen, hauptsächlich auf die Prophylaxis gerichteten medicinischen Bestrebungen gerade auf die Lungentuberculose nach meiner Auffassung vollkommen zu Recht besteht, so ist es doch ein grosser Fehler der jetzigen Medicin, dass sie die früheren therapeutischen Erfahrungen viel zu wenig berücksichtigt. Mittel, die damals ungenügend blieben, weil man sie nur in hochgradigsten Fällen zur Anwendung brachte, die aber immerhin eine gewisse heilende Wirkung besassen, können ja bei jetziger Auffassung der Dinge, schon in den leichtesten Fällen oder gar prophylaktisch angewendet einen ganz vorzüglichen Erfolg zeigen. Immer geht jedoch die Erwartung der Jetztzeit darauf hinaus, es müssten erst ganz neue Stoffe mit ganz unbekannten Wirkungen entdeckt werden, bevor es möglich sei, einer Krankheit, wie es die Lungentuberculose ist, ernstlich zu Leibe zu gehen.

Diese Meinung ist nach meiner Ueberzeugung durchaus falsch. Auch die Carbolsäure war bereits ein allbekannter, scheinbar ganz ungenügend wirkender Stoff, als Lister kam und zeigte, dass dieses Mittel, in gewisser zweckmässiger Weise angewendet, ungeahnt herrliche Erfolge zu erzielen vermöge. Die alten, längst bekannten Mittel, von denen gewisse heilende Wirkungen unzweifelhaft feststehen, müssen jetzt, nachdem die ganze Auffassung sich geändert hat, erst noch einmal durchprobirt werden, sie müssen in den leichteren Anfangsstadien und namentlich prophylaktisch durchgeprüft werden in einer Weise, dass deren Anwendung mit keinerlei Nachtheil für den Patienten verbunden ist. Der Einwand, die alten Mittel könnten nichts nützen, sie seien längst schon ausprobirt und in ihrer Nutzlosigkeit erwiesen, besitzt somit gar keine Bedeutung. Im Gegentheil, die Prüfung muss erst von vorne wieder beginnen. Aber die Theorie soll uns dabei zur Leuchte dienen und, eine Theorie zu geben, habe ich mich in den vorhergehenden Abschnitten bestrebt.

Man glaubt gewöhnlich, die Tuberculose gehöre zu den unheilbaren oder wenigstens zu den schwer heilbaren Leiden. Der Grund hierfür liegt jedoch keineswegs in einer wissenschaftlichen Ueberzeugung, sondern in der blossen geläufigen Erfahrung, dass die Tuberculose sehr selten von selbst heilt und dass sie auch durch das Eingreifen des Arztes in der Regel nur in ihrem Weiterschreiten hinausgezögert werden kann. Auch die complicirten Fracturen und eine Menge chirurgischer Leiden hielt man für schwer heilbar und höchst lebensgefährlich, bis der Lister'sche Verband mit seinen herrlichen Erfolgen die ganze Anschauungsweise der Chirurgen von Grund aus reformirte. Es wäre nicht unmöglich, dass auch die gewöhnliche Anschauung bezüglich der Tuberculose eine falsche wäre, dass auch hier der Tag käme, wo die Tuberculose in die Reihe der relativ leicht heilbaren Affectionen aufgenommen werden müsste. Wenigstens liegt wissenschaftlich genommen kein Grund vor, dies zu bezweifeln. Die Ursache der Tuberculose besteht wie diejenige der früher so gefährlichen Wundinfectionskrankheiten in Bacterien. Diese Bacterien aber zeichnen sich gegenüber jenen der Wundinfectionskrankheiten, jenen des Typhus, der Variola etc. aus durch ihre relative Ungefährlichkeit, durch die ungemeine Langsamkeit, mit der sie ihr Zerstörungswerk im Körper vollenden. Eine Bacterienkrankheit, die, wie die Tuberculose, Jahre lang im menschlichen Körper bestehen kann, ohne das Leben direct zu bedrohen, muss im allgemeinen der Heilung viel günstigere Aussichten bieten als eine solche, die, wie z. B. die Diphtherie, in wenig Tagen einen kräftigen Mann zu tödten vermag. Allerdings geht die Diphtherie sehr häufig in Heilung über, jedoch gewiss nicht in Folge directen Eingreifens des Arztes gegenüber dem Krankheitsprocesse. Es ist wesentlich eine Spontanheilung, die wir hier vor uns haben. Was berechtigt also wissenschaftlich genommen zu dem Ausspruche, dass die Diphtherie leichter heilbar sei als die Tuberculose?

Auch von einer anderen Seite kann der gleiche Gedankengang ins Licht gesetzt werden. Die Tuberculose und die Phthise, worunter ich alle die späteren Stadien des Processes mit vorwiegendem eitrigem Zerfall des tuberculös infiltrirten Lungengewebes begreife, können Jahre lang bestehen. Monate lang können von der ulcerirenden Fläche aus Pilze und deren Zersetzungsstoffe ins Blut aufgenommen werden, ohne dass diese Pilze im Stande wären, sich irgendwo im Körper anzusiedeln. Kein Organ bietet denselben günstige Vegetationsbedingungen als nur die Lunge, überall im Körper sind sie ohnmächtig und müssen wiederum zu Grunde gehen. Denn die Affectionen im Kehlkopf und in der Darmwandung sind ja sicherlich nicht von solchen Bacterien abzuleiten, die durch das Blut verschleppt wurden, sondern von directer Infection durch die Sputa, deren massenhafter Bacteriengehalt schliesslich die Ansiedlung einer Vegetation in jenen Schleimhäuten ermöglicht. Aber im Innern des Körpers, im Innern der Gewebe, sind die Bacterien der Tuberculose in der Regel nicht fähig zu existiren. Nicht leicht sehen wir secundäre Nieren-, Herz- oder Leberaffectionen auftreten, wie dies so häufig bei anderen Bacterienkrankheiten der Fall ist. Es ergibt sich hieraus, dass die Bacterien der Tuberculose und Phthise noch zu den für den menschlichen Körper relativ weniger gefährlichen gehören.

Wäre dies nicht so, dann könnten schliesslich auch die schwach wirkenden hygienischen Mittel (bessere Ernährung, warmes Klima etc.) nicht diejenigen prophylaktischen, ja selbst heilenden Erfolge erzielen, die wir in vielen Fällen unleugbar von denselben wahrnehmen. Man versuche es doch einmal, den Typhus, die Variola, die Diphtherie durch bessere Ernährung und wärmeres Klima zu beeinflussen, und man wird sich bald überzeugen, dass diese heftigen, gefährlichen Bacterienaffectionen nicht die allermindeste Wirkung von Seite jener Mittel erkennen lassen.

Auf Grund dieser Ueberlegungen ergibt sich, dass, wissenschaftlich genommen, bei der Tuberculose viel eher ein Erfolg des ärztlichen Handelns zu erwarten steht als bei den meisten übrigen Bacterienkrankheiten. Schon schwach wirkende Mittel müssen hier ein günstiges Resultat erkennen lassen, vorausgesetzt nur, dass ihre Wirkung im richtigen Sinne erfolgt und dass die Methode der Anwendung eine rationelle ist.

In erster Hinsicht wissen wir bereits aus den früheren Darlegungen, dass unsere Aufmerksamkeit nicht direct auf die Bacterien, sondern lediglich auf die Disposition, die Widerstandsfähigkeit des Gewebes, speciell des Lungengewebes, gerichtet sein muss. Alle Mittel, welche die Widerstandsfähigkeit voraussichtlich vermindern, z. B. die Antiseptica (benzoësaures Natron etc.), müssen grundsätzlich gemieden werden; wenn es dagegen Mittel gibt, welche dieselbe zu erhöhen im Stande sind, so müssen diese einen heilenden und noch mehr einen prophylaktischen Einfluss gegen die Tuberculose üben, selbst für den Fall, dass die erhöhende Wirkung eine sehr geringfügige wäre. Auch die gute Ernährung, das warme Klima sind schwach wirkende Mittel und haben trotzdem einen unleugbaren Erfolg.

In zweiter Hinsicht ergibt sich die schwerwiegende Schlussfolgerung, dass die Anwendung derartiger Mittel, welche die Widerstandsfähigkeit des Lungengewebes erhöhen, keine einmalige, keine vorübergehende sein darf. Es handelt sich jetzt nicht mehr um die Bekämpfung der Krankheit als solcher, eines »Ens morbi«, wie sich die alten Aerzte dachten, sondern es handelt sich um die constante Wegnahme der Disposition zur Erkrankung. Denn die Bacterien der Tuberculose sind immer wieder da, immer wieder bereit, ihr Zerstörungswerk von neuem zu beginnen, und es kann daher gar nichts nützen, deren Angriffe für ein einziges Mal zum Stillstand gebracht zu haben. Die allermeisten Tuberculösen erwerben ihr Leiden ohne Zweifel auf Grund der ererbten oder namentlich in Folge überstandener Pleuritis u. s. w. erworbenen Disposition; nur selten dürfte die Ansteckung von Seite eines Kranken auf einen Gesunden so mächtig und andauernd einwirken, dass dadurch trotz fehlender Disposition die Tuberculisirung zu Stande kommt. Es gibt allerdings solche Fälle, namentlich bei Ehegatten, die bei gegenseitiger Pflege sich die Infection zubringen können. Aber solche Fälle kommen gewiss nicht häufig vor; es beweisen dies nicht nur die alte ärztliche Erfahrung, sondern auch neue und neueste Erfahrungen, wie z. B. die von Dettweiler und Meissen mitgetheilten negativen Erfahrungen aus ihrer eigenen Curanstalt für Lungenkranke (Falkenstein im Taunus), noch mehr aber die statistischen Ergebnisse des Brompton-Hospitals (Lancet, Juli 1878), wonach bei Verpflegung von über 15000 Schwindsüchtigen während beinahe 20 Jahren unter den gesunden Aerzten (59), Geistlichen, Oberinnen, Wärtern und Wärterinnen kein einziger Fall von Lungenkrankung vorgekommen ist.

Nur in jenen wenigen Fällen, wo an und für sich keine Disposition zur Tuberculisirung besteht, könnte die Heilung des einmal aufgetretenen Krankheitsprocesses ohne daran schliessende prophylaktische Fortbehandlung einen dauernden Erfolg versprechen. In der bei weitem überwiegenden Mehrzahl dagegen wäre ein solcher Heilerfolg nur ein ganz vorübergehender und desshalb grösstentheils werthloser. Die Voraussetzung und die Grundlage für die Heilbarkeit der Tuberculose liegt desshalb, solange man die Tuberkelbacterien nicht aus der Welt zu schaffen vermag, einzig in der Möglichkeit einer genügenden und dauerhaft wirkenden Prophylaxis. Dieser Grundsatz muss vor allem in der Medicin zur Geltung kommen. Die älteren Aerzte haben gegen denselben total verstossen, sie haben ihre Lungenkranken geheilt, zum Theil wirklich geheilt, wie ich weiter unten darthun werde, und haben dieselben dann einem späteren Anfall des nämlichen Leidens wieder rettungslos überlassen. In der That, was halfen unter solchen Umständen alle Heilresultate? Ist es da zu verwundern, wenn diese Heilungen der älteren Aerzte trotz ihrer an und für sich ausserordentlichen Bedeutung nicht dauernd anerkannt, wenn sie bald wieder vergessen wurden?

Doch aber behaupte ich, dass diese Verkennung einen grossen Fehler in sich schliesst. Denn, falls es wirklich Mittel gibt, um die Tuberculose zu heilen, dann gibt es umsomehr solche, welche dieselbe zu verhüten im Stande sind. Die heilenden Mittel können auf keinen Fall anders auf den Process einwirken als die prophylaktischen; immer handelt es sich um die Widerstandsfähigkeit des Lungengewebes und nur um diese.

Nothwendig müssen daher die alten Erfahrungen, die alten Mittel wieder berücksichtigt werden. Antimon und Arsen waren einst, wie man weiss, berühmte Mittel gegen die Schwindsucht. Aber sie sind vollkommen vergessen worden, man erwartet sich von ihnen heutzutage keine Heilkraft mehr. Gerade diese beiden Stoffe lässt jedoch auch die Theorie als wahrscheinlich wirksam bei Tuberculose erkennen. Es ist daher naheliegend, gerade mit diesen die Neuprüfung, welche ich verlange, zunächst zu beginnen.

Derartige Versuche habe ich nun bereits angestellt, allerdings nicht mit Rücksicht auf die Erfahrungen der älteren Aerzte, von denen ich, offen gestanden, soviel als nichts wusste, sondern bloss auf Grundlage meiner Theorie. Ich habe dabei bis jetzt nur den Arsenik verwendet, weil über diesen Stoff weitaus die meisten, zuverlässigsten und in jeder Hinsicht günstigsten Erfahrungen vorliegen. Aber ich meine keineswegs, dass gerade nur der Arsenik mit Nutzen zu den hier vorliegenden Zwecken angewendet werden könne; auch Phosphor und Antimon müssten, glaube ich, wirksam sein, und vielleicht gibt es noch andere ähnlich wirkende Stoffe.

Meine Versuche mit Arsen haben nun zu Resultaten geführt, welche nach meinem Dafürhalten bereits jetzt als entscheidend erachtet werden müssen. Man kann den Beweis der günstigen

Wirksamkeit des Arseniks bei der Tuberculose in zweifacher Art erbringen: Einmal, indem an leichteren Fällen, im Entwicklungsstadium der Tuberculose, dargethan wird, dass unter dem Einflusse des Arsens die Lungeninfiltrationen zurückgehen, die etwa bereits vorhandenen elastischen Fasern im Sputum verschwinden, die Tuberkelbacterien sich vermindern, während zugleich die Musculatur und das Fettgewebe am Körper zunimmt, und der allgemeine Kräftezustand zum normalen Niveau zurückkehrt. Derartige Fälle würden gewiss beweisend sein, wenn sich zeigen liesse, dass stets mit dem Eintritt der Arsenmedication der Umschwung in dem Verlaufe des Processes sich vollzieht. Immerhin jedoch wäre eine ziemlich grosse Zahl von Beobachtungen hier nöthig, um volle Sicherheit zu erreichen; denn da die Tuberculose im Anfangsstadium unter Umständen von selbst sich zurückbilden kann, so könnte möglicher Weise ein zufälliger spontaner Rückgang des Processes den Anschein erwecken, als sei ein Erfolg der Medication zu Tage getreten.

Etwas anderes ist es dagegen im zweiten Falle, wenn es sich nicht um den Anfang, sondern um die späteren Entwicklungsstadien der Phthise handelt. In diesen desolaten Fällen, wenn bereits seit Wochen und Monaten grössere Infiltrationen, ja selbst Lungencavernen mit erschöpfender Eiterung bestehen, wenn tägliche starke Fieberanfälle und heftige Schweisse den Kranken immer mehr ermatten, wenn die Ernährung schon tiefgehend geschädigt, der Patient bedeutend abgemagert und entkräftet ist, wenn endlich die Verdauung ihre Functionen einzustellen beginnt, der Appetit erlischt und das wenige Genossene durch Erbrechen wieder entleert wird, — in solchen nach jetziger Anschauung verlornen Fällen könnte ein unmittelbar eintretender Erfolg irgend einer Therapie schon bei noch wenig zahlreichen Beobachtungen unmöglich mehr als Zufall betrachtet werden. Solche schlimme Fälle könnten desshalb als schärfster Prüfstein gelten für jede Medication und es wäre ganz sicher, dass Mittel, die hier noch entschiedene günstige Wirkung äussern, dass solche Mittel die wahren Heilmittel, die wahren Prophylactica der Tuberculose sind. Gerade wie dasjenige Medicament, welches im schwersten Anfall der perniciösen Intermittens, welches bei ausgesprochener Malariakachexie noch zu helfen vermag, um so eher die leichten Intermittenten heilt, um so eher prophylaktisch gegen Wechselfieber zu wirken vermag, geradeso müsste dies auch bei der Tuberculose sein. Und auch bei den Wundinfectionskrankheiten sehen wir das gleiche Verhalten. Auch eine unreine, heftig entzündete, septische Wunde ist schwer rein, schwer aseptisch zu bekommen. Der Lister'sche Verband aber, der dies zu leisten vermag, heilt um so leichter die weniger unreinen Wunden, und am leichtesten vermag er frische, vollständig reine Wunden vor dem Eintreten der Entzündung und Sepsis zu bewahren.

Nun möchte es allerdings scheinen, als seien diese Erörterungen überflüssig. Denn in den schweren Fällen von fortgeschrittener Tuberculose, denen die gegenwärtige Medicin nicht anders als höchstens mit palliativen Mitteln gegenübersteht, sei ja irgend ein wirklicher Erfolg doch undenkbar. Allein diese bloss empirische, aus der Fruchtlosigkeit der bisher versuchten Mittel entnommene Folgerung ist vollständig irrig. Im Gegentheil zeigt die innerliche Anwendung des Arseniks selbst in solchen schlimmen und schlimmsten Fällen einen günstigen Erfolg von solcher Präcision, solcher tiefgehender Wirkung, dass die kühnsten Erwartungen dadurch übertroffen werden.

Bevor ich diese Wirkungen im einzelnen schildere, möchte ich jedoch gleich im vorhinein bemerken, dass hier keineswegs von Heilungen solcher schweren, nach bisheriger Erfahrung verlorenen Fälle berichtet werden soll. Heilungen habe ich bisher schon desshalb nicht erzielen können, weil die betreffenden Patienten erst seit viel zu kurzer Zeit in meiner Behandlung sich befinden und weil ja offenbar bei fortgeschrittener Phthise, wenn überhaupt, Heilung erst nach längerer Zeit möglich ist. Ein chronisches und so tiefgehendes Leiden, das Monate und Jahre lang sich entwickelt, kann unmöglich im Zeitraum einiger Wochen geheilt werden. Darüber wird kein Mediciner im Zweifel sein; kein Arzt aber wird behaupten, dass andererseits Heilwirkungen irgend eines Mittels nur durch die wirkliche vollkommene Heilung desolater Fälle bewiesen werden können. So, glaube ich, könnte nur ein Laie urtheilen, der selbstverständlich nur das letzte Endresultat zu schätzen versteht. Der wissenschaftliche Arzt dagegen vermag bestimmte günstige Wirkungen eines Medicaments auch während des Verlaufes einer Krankheit, und ganz abgesehen von dem endgültigen Ausgange des einzelnen Falles, der ja durch vielerlei Nebenumstände mitbedingt sein kann, zu erkennen. Die Beobachtung am Kranken wird in der Hand des Forschenden zum Experiment, das ja unter Umständen bei kürzerer Dauer auch schon zuverlässige Resultate zu liefern vermag. Bei Mittheilung meiner an Kranken gemachten Beobachtungen verfolge ich desshalb keinen anderen Zweck als darzuthun, dass dem Arsen bei constanter Anwendung eine mächtige Einwirkung auf tuberculöse und phthisische Kranke zukommt, eine Einwirkung, die, nach allem zu schliessen, nur in einem direct günstigen Einfluss auf den krankhaften Process in der Lunge begründet sein kann. Diese Thatsache, die ich in 6 bisher beobachteten schweren Fällen constatiren konnte und die ich in keinem Falle vermisste, habe ich geglaubt, in Anbetracht ihrer grossartigen praktischen Tragweite nicht länger verschweigen zu dürfen.

Die wahrgenommenen Erfolge sind nun folgende: zuerst cessiren die heftigen Schweisse, anfangs die nächtlichen, später die unter Tags auftretenden; alsdann mässigt sich das Fieber, und die bis dahin regelmässigen Frostanfälle verschwinden. Diese Wirkung tritt schon bei verhältnissmässig geringen, aber täglich wiederholten Gaben, schon bei 7—10 ^{mg} arseniger Säure per Tag, u n d g l e i c h i n d e r e r s t e n W o c h e d e r B e h a n d l u n g a u f. Zugleich werden die Kranken lebhafter, der Blick freier. Die Athembeschwerden vermindern sich und Husten und Auswurf werden merklich geringer. Gleichzeitig cessirt das quälende Erbrechen, und bald darauf pflegt sich Appetit einzustellen, der meist schnell zu wahrem Hunger heranwächst. Dass unter diesen Umständen der so sehr gesunkene Ernährungszustand sich zu heben beginnt, kann nicht mehr Wunder nehmen.

Ich gebe nun, um die Bedeutung dieser Erfolge klarzustellen, eine kurze Vorgeschichte der von mir behandelten 6 Fälle bis zum unmittelbaren Beginn der Arsenmedication, um darzuthun, dass es keine leichteren, sondern in der That sehr schwere Erkrankungen waren, in denen ich jene merkwürdigen Erfolge erzielt habe.

1. Sp., Oberfeuerwerker, 30 J. Heredität vorhanden. Früher schon sehr schwerer Typhus. Seit 3 Jahren an Pleuritis und Tuberculose leidend. Cavernen. Starke Lungenblutungen. In den letzten Monaten fortwährende Abnahme der Kräfte, äusserste Abmagerung, vollständiger Widerwille gegen Speise, namentlich Fleisch. Tägliches Fieber, heftige erschöpfende Schweisse, hochgradige Schwäche. Beginnender Decubitus. Stand in ärztlicher Behandlung.

2. H., Dienstmagd, 26 J. Vater starb Mai 1882 an Lungenschwindsucht nach 1½jährigem Krankenlager. Patientin ist seit 1 Jahr krank, war 8 Wochen im städtischen Krankenhause. Gegenwärtig seit 4 Monaten bettlägerig mit allmählich zunehmender Schwäche und Abmagerung. Kehlkopfaffection. Linke Lunge infiltrirt, theilweise tympanitischer Schall mit bronchialem Athmen; reichlich eitriger Auswurf. Täglich regelmässiges Fieber. Stand in ärztlicher Behandlung.

3. L., Schneider, 25 J. Heredität vorhanden. Vor 3 Jahren während seiner Militärzeit im Garnisonslazareth krank mit Lungenblutung. Dann anscheinend gesund bis vor 5 Monaten. Seitdem zunehmende Erkrankung. Täglich Fieberfrost und Schweiss. Nachts quälender Husten, massenhafter Eiterauswurf. Zunehmende Abmagerung des früher sehr, ja ungewöhnlich kräftigen Mannes. Seit 14 Tagen soll die Verschlechterung eine besonders rapide gewesen sein. Gesicht eingefallen, blass, von grünlich-gelber Färbung, Augen matt und traurig. Der bisher immer noch vorhandene Appetit ist jetzt ebenfalls erloschen. Aeusserste Abmattung. Rechte Lunge: Schall gedämpft, theilweise tympanitisch, rauhes Bronchialathmen, starke gross- und kleinblasige Rasselgeräusche. Stand in homöopathischer Behandlung.

4. R., Conducteursfrau, 40 J. Hat 6 Kinder gehabt und jedes derselben 1 Jahr lang, das letzte noch 7 Monate lang gestillt. Seit 1 Jahr beginnende Erkrankung. Fortwährendes allmähliches Schwinden der Kräfte und des Appetits. Seit Monaten bettlägerig. Viel Husten mit eitrigem Auswurf. Die Kranke macht trotz

ihres relativ geringen Alters den Eindruck einer Greisin. Starke Schweisse und Fieber. Speisen werden nur in sehr geringen Mengen noch vertragen. Linke Lunge: Schall gedämpft und vermindertes, theilweise aufgehobenes Athmen. Stand in ärztlicher Behandlung.

5. R., Glasermeistersfrau, 23 J. Vor 1 1/2 Jahren Frühgeburt. Vor 1/2 Jahr Entbindung. Daraufhin 8 Wochen ausser Bett. Dann Beginn der Erkrankung. Sehr starke Schweisse und Fieber. Hochgradige Abmagerung. Speisen werden nicht mehr vertragen, nur flüssige Nahrung. Reichlicher eitriger Auswurf. Kann nur auf der rechten Seite liegen. Linke Lunge: Schall gedämpft, theilweise tympanitisch, bronchiales Athmen. Beginnender Decubitus. Stand in homöopathischer Behandlung.

6. P., Metzger, 25 J. Früher Rippenfellentzündung. Winter 1881/82 während seiner Militärdienstzeit 3 Monate im Garnisonslazareth München mit der Diagnose: Lungentuberculose. Daraufhin dienstunbrauchbar entlassen. Seitdem kränkelt P. fortwährend. In letzter Zeit hat das Leiden neue Fortschritte gemacht. Täglich Fieber, viel Husten und Auswurf, Anschwellungen der Beine, beträchtliche Schwäche. Abnahme der Verdauungskraft.

In allen diesen Fällen habe ich nun ganz entschieden günstige Wirkungen alsbald nach dem Beginn der Arsentherapie eintreten sehen. In keinem Falle habe ich dieselben vermisst. Die günstige Wirkung trat deutlich hervor, sobald die tägliche Dosis einige Zeit 7—10^{mg} betragen hatte. Meist begann ich mit ganz geringen Mengen, 2^{mg} per Tag, um zuerst die individuelle Empfindlichkeit der Patienten zu prüfen. Je nach Bedarf, d. h. nach der Heftigkeit des Falles, fing ich aber auch mit 5^{mg} an und stieg alsdann rasch; so besonders im Fall 3, wo ich vom 3. Tage an fortwährend 10^{mg} pro dië nehmen liess. Die Wirkung war denn auch in diesem acut verlaufenden, gefahrdrohenden Falle eine besonders rasche, wie sich aus folgenden Daten über den Verlauf der ersten Behandlungstage ergibt.

Patient erhielt am ersten Tage der Behandlung 5^{mg} Arsen, wodurch der nächtliche Schweiss bereits gemildert wurde. Vom 2. Tage an gab ich constant 10^{mg} Arsenik in wässeriger Lösung.

An diesem Tage erschien Abends noch der gewöhnliche 1stündige Fieberanfall. Leibschmerzen wurden durch einige Tropfen Laudanum beseitigt. Am 3. Tage cessirt Abends der Fieberanfall. Am 4. Tage zeigen sich Husten und Auswurf bereits merklich vermindert. Etwas Eingenommenheit des Kopfes. Gar keine Schweisse mehr. 5. Tag. Nacht sehr gut (0,01 Morphium). Sehr guter Appetit und alles gut vertragen. Fühlt sich heute sehr wohl; auch kein Kopfweh mehr; hat seit lange keinen so guten Tag mehr gehabt als heute. Das Aussehen des Patienten, der noch vor 5 Tagen den Eindruck der schwersten gefährlichsten Erkrankung machte, ist total verändert. Natürliche Gesichtsfarbe, frischer Blick u. s. w. Der eitrige Auswurf ist auf die Hälfte herabgemindert.

Ich sehe davon ab, auch in den übrigen Fällen specielle Daten zu geben. Die Erfolge zeigten sich hier etwas langsamer, weil ich langsamer anstieg, und weil chronische und namentlich anderweitig mit alten Pleuritiden, Kehlkopfaffectionen u. s. w. complicirte Fälle weniger zu einem raschen Ansteigen mit der Arsendosis geeignet schienen. Zunächst aber kann es sich überhaupt nicht darum handeln, wie der Erfolg der Arsentherapie in den einzelnen Fällen hervortritt. Dies ist eine weitere specielle Frage, die nicht durch einige wenige, sondern nur durch sehr zahlreiche Beobachtungen gelöst werden könnte. Für jetzt beschäftigt uns bloss die allgemeine Thatsache, dass dem Arsen entschieden günstige Wirkungen gegenüber dem tuberculösen Process zukommen. Von dieser Thatsache aber kann jeder Kliniker, jeder Arzt sofort durch eigne Versuche sich unmittelbare Kenntniss verschaffen. Ich glaube, dass alsdann die Ueberzeugung bald eine allgemeine werden wird, welche für mich nunmehr feststeht, dass das Arsen sicher und sehr entschieden wirkt gegen das phthisische Fieber, gegen die Giftwirkung im Innern des Körpers, die von der afficirten Lunge ausgeht, schliesslich gegen den in der Lunge bestehenden deletären Process selbst.

Denn nur durch diese letztere Annahme können die Erfolge erklärt werden, die ich eintreten sah und die ich oben angegeben habe. Es ist unmöglich, zu denken, dass Schweisse und Fieber cessiren sollten, dass das Allgemeinbefinden in günstigster Weise sich verändern, an Stelle des Appetitmangels Hunger eintreten sollte, wenn gleichzeitig der krankhafte Process in der Lunge noch weiter voranschritte. Von diesen Dingen schliesst eins das andere nothwendig aus; das glaube ich, steht durch ärztliche Erfahrung so fest, dass es unnöthig ist, darüber weitere Erörterungen anzustellen. Solange noch Giftstoffe und Bacterien an den erkrankten Stellen in das Gewebe hineindringen und von da theilweise in den Kreislauf gelangen, solange sind entschiedenes Wohlbefinden, Fieberlosigkeit und wirklicher Hunger unmögliche Dinge. Ich halte diese allgemeinen Zeichen für Reactionen, die uns in den Stand setzen, einen ganz bestimmten Schluss auf das Voranschreiten oder den Stillstand des krankhaften Processes zu ziehen.

Damit aber ist alsdann der Beweis, den ich anstrebte, geliefert. Es ist nachgewiesen, dass dem Arsen in der That heilende Wirkungen gegenüber der Lungentuberculose zukommen, dass es die Widerstandsfähigkeit des Lungengewebes gegen die zerstörende Wirkung der Bacterien zu erhöhen vermag. Und dies ist das Ziel, das wir erreichen müssen. Denn es ergibt sich alsdann unmittelbar auch das Weitere, dass die Anwendung des Arseniks indicirt sein muss in den Anfangsstadien der Tuberculose, dass sie indicirt sein muss in prophylaktischer Absicht. Sowie wir mit der Anwendung des Chinins nicht zuwarten, bis das Wechselfieber erst zu eigentlicher Kachexie geführt hat, so wie wir es vielmehr schon bei der einfachen Intermittens, besser noch prophylaktisch geben, ebensowenig darf mit dem Arsenik in Zukunft zugewartet werden, bis die Tuberculose bereits einen hohen, lebensgefährlichen Grad erreicht hat. Auch für das beste Mittel mindern sich die Aussichten auf völlige Herstellung des Kranken, wenn die Veränderungen im Körper bereits zu weit gediehen sind. Es ist daher keineswegs ein Experimentum crucis für den Arsen, ob jene 6 von mir behandelten Kranken wieder völlig hergestellt werden können. Dies ist vielmehr eine Frage für sich, deren Bejahung ich im Interesse meiner Patienten und anderer ähnlich

Leidender dringend erwünsche, die jedoch über die Bedeutung des Arseniks für die Tuberculose keineswegs entscheiden könnte. Auch das Chinin nützt sehr oft nichts mehr bei veralteten Intermittenten; aber niemand ist es bisher desshalb eingefallen, seine Heilwirkung gegen das Wechselfieber überhaupt anzweifeln zu wollen.

Aus dem gleichen Grunde habe ich auch die Berechtigung und die Pflicht entnommen, schon jetzt mit dieser Sache an die Oeffentlichkeit zu treten, lange bevor die Beobachtung der von mir mitgetheilten Leiden vollendet ist. Es könnte längere Zeit dauern, bis diese schwer ergriffenen Patienten, die theilweise in sehr ungünstigen äusseren Verhältnissen sich befinden, und von denen mehrere durch sehr langes Krankenlager äusserst erschöpft sind, sich endgültig erholen. Es könnten in manchen Fällen andere intercurrente Fälle dazwischen treten, die das Heilresultat wieder in Frage stellen. Alles dies kann jedoch die bereits constatirte Thatsache der prägnanten Wirkung des Arseniks gegen das phthisische Fieber, gegen den tuberculösen Process nicht mehr in Frage stellen. Denn ich betone es nochmals:

Meine Absicht bei Mittheilung dieser 6 Fälle ist keineswegs, zu zeigen, dass auch die schwersten Fälle von Lungentuberculose noch sicher geheilt werden können, sondern darzuthun, dass auch in den schwersten Fällen noch das Arsen entschiedene Heilwirkungen gegen die Krankheit äussert.

Die imposante Zahl von Beobachtungen, welche nöthig sein wird zur Ueberzeugung derjenigen, welche von theoretischen Erwägungen überhaupt nichts wissen wollen und welche ebendarum Hunderte von Erfahrungen, d. h. von Experimenten, zu einer wirklichen Erkenntniss zu bedürfen glauben, wird ein Einzelner kaum im Stande sein herbeizuschaffen; hierzu bedarf es der Mitwirkung Vieler, und auch dies ist ein Grund, warum ich das, was ich bereits gesehen und erkannt, nicht als mein ausschliessliches Eigenthum zurückhalten wollte.

Der einzige Fall, den ich seit etwas längerer Zeit verfolgt habe, ist der unter Nr. 1 oben vermerkte. Ich möchte die wichtigsten Daten über denselben hier anführen.

Oberfeuerwerker Sp., 30 J., Mutter lebt und ist gesund, Vater starb 60 Jahre alt an Lungenschwindsucht, an der er 15 Jahre gelitten hatte. Sp. hat von October 1868 bis Februar 1869 im Lazareth zu Erfurt einen sehr schweren Typhus mit verschiedenen Folgekrankheiten durchgemacht. 1881 wurde derselbe in Augsburg brustleidend. Die Krankheit wurde dem Patienten von Oberstabs-Arzt Dr. L. als sehr ernsthaft bezeichnet und Sp. erhielt zur Erholung einen 3 monatlichen Urlaub. Seitdem kränkelte Sp. fortwährend, versah jedoch seinen Dienst. Juni 1882 wurde derselbe wegen Brustfellentzündung in's Lazareth aufgenommen und erhielt darauf einen Urlaub nach dem Kurort K. Daselbst fand sich nach einem Bericht des dirigirenden Arztes der Percussionsschall auf beiden oberen Lungenlappen gedämpft, links von der vierten Rippe an abwärts wurde derselbe tympanitisch. Auscultation zeigte bronchiales Athmen links oben, gegen abwärts mittelblasige Rasselgeräusche, rechts oben verschärftes Athmen. Während dieses Aufenthaltes in K. traten nun colossale Lungenblutungen auf, die sich 6 mal wiederholten und die den Kranken aufs äusserste erschöpften. Nach München zurückgekehrt, Ende August 1882, blieb Patient von da an ziemlich ans Bett gefesselt. In seinem Auswurf fanden sich stets reichlich elastische Fasern und die Koch'schen Tuberkelbacterien. Mehrere Male traten wieder grössere Lungenblutungen auf; im allgemeinen nahm die Entkräftigung immer mehr überhand, hochgradige Abmagerung stellte sich ein. Das Körpergewicht, das vor der Erkrankung 145 Pfund betragen hatte, sank herab bis auf 89 Pfund (Ende Januar 1883). Appetit war beinahe erloschen, namentlich bestand Widerwille gegen Fleischspeisen. Das wenige Genossene wurde häufig wieder erbrochen. Fieber, heftige Schweisse und in Folge dessen starkes Durstgefühl. Aeusserste Schwäche.

2. Februar 1883. Beginn der Behandlung mit 2^{mg} arsenige Säure per Tag, gelöst in 40^{ccm} Wasser. (Lösung: 1 Theil arsenige Säure auf 20000 Theile Wasser.) Diese Dosis wurde auf 4 mal im Tage verabreicht. Hierauf täglich steigend um 1^{mg}.

5. Februar 5^{mg} As. Von jetzt ab eine 10 mal concentrirtere Lösung, 1:2000, verwendet. Auswurf zäher geworden, Abends heftiges Fieber. Puls kräftiger.

6. Februar 6 mg As. Fieber geringer, aber Nachts etwas Delirien.

7. Februar 7 mg As. Von Mitternacht an tiefer Schlaf. Ueberhaupt Schläfrigkeit. Appetit erwacht.

9. Februar 9 mg As. Schweisse und Fieber cessiren. Ebenso der bisherige starke Durst.

10. Februar 10 mg As. Geringes galliges Erbrechen. Dann 2 bedeutende Lungen-Hämorrhagien (3/4 Liter)[1]. Darauf grosse Schwäche. Trotzdem Mittags sehr guter Appetit, wie schon lange nicht mehr. Es wird Fleisch genossen.

11. Februar 10 mg As. Schlaf und Appetit sehr gut.

13. Februar. Von jetzt an wieder täglich um 1 mg As. steigend bis zu 18 mg.[2])

14. Februar. Allgemeinbefinden gut. Appetit gut. Kräfte entschieden gebessert.

15. Februar. Dasselbe. Etwas Leibschmerzen und Stuhldrang (geringe Intoleranzerscheinung), welche durch Opiumtinctur leicht gehoben werden.

19. Februar 15 mg As. Lungenhämorrhagie, 1/4 Liter. Mittags Appetit sehr gut.

21. Februar 16 mg As. Colossale Hämorrhagie, 1/2 Liter.

22. Februar 17 mg As. Sehr schwach, aber sehr guter Appetit. Mittags eine ganze Portion Nierenbraten.

23. Februar 18 mg As. Wahrer Heisshunger. Mittags 2 Fleischspeisen und 1 Portion Mehlspeise.

25. Februar. Fortwährend 18 mg As. Seit 8 Tagen entschiedene Abnahme des Eiterauswurfes zu constatiren. Patient fühlt sich sehr wohl.

1. März. Kratzen und Hitzegefühl im Kehlkopf (Intoleranz!? Patient hatte schon vorher Kehlkopfaffection). Arsen auf 10 mg herabgesetzt.

2. März. Kleine Hämorrhagie (50 ccm).

---

[1]) Der Kranke ist ganz ausserordentlich zu Blutungen geneigt. Es ist dies die 26. seit Beginn seiner Krankheit. Die Behandlung wird durch diesen Umstand ungemein erschwert.

[2]) Ich glaubte damals noch, mit dem Arsen allmählich sehr hoch ansteigen zu müssen. Nach meinen neueren Erfahrungen ist dies keineswegs nöthig. Im Gegentheil dürften 10 mg bei einfacher Phthisis wohl immer genügen.

7. März. Grössere Hämorrhagie (200^{ccm}).

8. März. Das Körpergewicht des Patienten, der vor Beginn der Arsenbehandlung nur mehr 89 Pfund gewogen hatte, beträgt heute 102 Pfund; also 13 Pfund Zunahme in 5 Wochen. Zugleich ist die geistige Leistungsfähigkeit vollständig wiedergekehrt. Patient kann sich den ganzen Tag mit mathematischen Studien beschäftigen, während er den Winter über absolut unfähig war zu jeder geistigen Thätigkeit. Appetit gleichmässig gut. Auswurf verhältnissmässig sehr wenig, beinahe nur mehr schleimig.

9. März. Arsendosis neuerdings vermindert auf 5^{mg} per Tag. Hierzu liess ich mich bestimmen durch die immer noch bestehende Besorgniss vor Blutungen. Denn das Arsen, welches die Herzkraft bedeutend erhöht, wirkte in diesem Falle indirect begünstigend auf die Blutungen. Dieses Herabsetzen habe ich jedoch in der Folge sehr bedauert und würde ich mich in einem zweiten derartigen Falle gewiss nicht mehr bestimmen lassen, vor Wiederkehr vollständiger Kräftigung die Arsendosis so bedeutend zu vermindern. Die schlimmen Folgen der zu frühzeitigen Verminderung liessen in diesem Falle nicht lange auf sich warten. Zunächst dauerte allerdings noch einige Zeit das Wohlbefinden fort, was damit zusammenhängt, dass die Wirkung vorausgegangener grösserer Arsendosen, wie ich dies im weiteren Verlaufe erörtern werde, stets im Körper längere Zeit noch fortdauert, so dass der Abfall erst später bemerkbar wird.

12. März. Der Kranke, der schon mehrere Tage aufgestanden war, vermag heute den ganzen Tag ausser Bett zuzubringen. Gar kein Eiter im Auswurf. Appetit sehr gut.

16. März. Körpergewicht 105 Pfund. Sp. macht seit einer Woche vollkommen den Eindruck der Reconvalescenz und fühlt selbst, dass seine Körperkräfte täglich wachsen. So verblieb das Befinden bis zum 20. März. Da trat, wie ich überzeugt bin, in Folge der vorzeitigen Verminderung der Arsendosis, ausserdem vielleicht begünstigt durch eine gelegentliche Verkältung (Sp. sah längere Zeit zum geöffneten Fenster hinaus) eine acute fieberhafte Pleuritis des linken Unterlappens auf, mit Temperaturen bis zu 40° C., welche sofort wiederholte sehr bedeutende Hämorrhagien aus den

kaum oberflächlich verheilten Cavernen zur Folge hatte, und die das Leben des Kranken gegenwärtig aufs neue in Frage stellt.

Sehen wir von dieser ungünstigen Wendung ab, die hier auf bestimmten besonderen Bedingungen, resp. auf einem Fehler der Therapie beruhen dürfte, so beweist gerade dieser Fall, bei dem der Exitus lethalis zu Ende Januar bereits in naher Aussicht stand, an und für sich auf das entschiedenste die mächtig heilende Wirkung des Arseniks gegenüber der Phthise. Denn es ist staunenswerth, wie trotz der furchtbaren Hämorrhagien, zu denen Sp. von jeher äusserst geneigt war, und gegen die alle üblichen Mittel, namentlich auch Sclerotinsäure, keinen entschiedenen Einfluss übten, wie trotz dieser äusserst ungünstigen Gegenwirkung unaufhaltsam die Wiederherstellung der normalen Functionen des Appetits, der Verdauung und der Ernährung der Körpergewebe voranschritten. Das baldige Aufhören des Fiebers und das Cessiren der Eitersecretion aus den Cavernen beweist, im Zusammenhalt mit den soeben erwähnten günstigen Allgemeinerscheinungen unwiderleglich einen directen heilenden Einfluss des Arseniks auf den deletären Process in der Lunge. Ein Zweifel ist hier meines Erachtens vollständig ausgeschlossen; es ist unmöglich, die aufgezählten günstigen Veränderungen, welche genau mit dem Beginne der Arsenbehandlung sich einstellten, als Folgen irgend einer anderen unbekannten Ursache zu betrachten, die zufällig mit dem Arsen gleichzeitig in Wirkung getreten wäre. Angesichts der Theorie, welche uns sagt, dass das Arsen in dieser Weise wirken kann, ja wirken muss, halte ich eine solche Annahme für eine absolut unmögliche.

Nachdem ich durch diese meine Versuche die Heilwirksamkeit des Arseniks gegen die Lungentuberculose entdeckt hatte, begann ich die bezügliche Literatur durchzusehen und fand dabei als hauptsächlich bemerkenswerth die Beobachtungen, welche Isnard über den gleichen Gegenstand angestellt hat[1]). Den Angaben dieses Beobachters scheint man bisher wenig Vertrauen geschenkt

[1]) Der therapeutische Gebrauch des Arseniks. 1867.

zu haben, wohl hauptsächlich desshalb, weil Isnard, ganz wie die alten Aerzte, nur eine curative, dagegen keine prophylaktische Behandlung kannte, wesshalb denn die bereits von ihm geheilten Schwindsüchtigen einer späteren Wiederkehr des Uebels nothwendig ausgesetzt waren und in der That meistens erlagen. Eben desshalb erscheinen die Resultate Isnard's im ganzen als ungenügende, obwohl sie in Wirklichkeit geradezu staunenswerthe gewesen sind.

Um das angedeutete Verhalten Isnard's zu begreifen, muss man wissen, dass er, ein entschiedener Neuropatholog, das Arsen hauptsächlich als Nervenmittel betrachtete und nur mit Bezug auf dessen Einwirkung auf das Gesammtnervensystem auch bei der Tuberculose sich Nutzen von demselben versprach. Die Anwendungsweise Isnard's bestand in der 30 oder 40tägigen Verabreichung von 10 mg Arsen pro diё. Dann war in den von ihm mitgetheilten Fällen die Heilung, d. h. gänzliches Aufhören des Eiterauswurfes, Wiederkehr der Kräfte und der Körperfülle, erreicht. Demgemäss wurde von da an das Arsen ganz hinweggelassen. Bei der nach 3—6 Monaten meist eintretenden Recidive des Leidens aber wurde das Mittel, obwohl dasselbe zum erstenmal die herrlichsten Dienste gethan, merkwürdiger Weise nicht mehr, nicht einmal versuchsweise mehr, angewendet. Vergebens sucht man nach bestimmten Anhaltspunkten, um dieses ganz seltsame, ja thörichte Verfahren zu erklären. Es ist jedoch sicher, dass irgend eine dunkle, theoretische Meinung Isnard beeinflusst haben muss. Von der wahren Wirkungsweise des Arseniks gegen die Phthise, von der directen Wirkung auf das Lungengewebe, konnte man damals allerdings keine Vorstellung haben. Man darf nur bedenken, welche Ideen sich jene älteren Neuropathologen über die tuberculösen Krankheitsprocesse bildeten. Auch die Malaria war für Isnard nichts anderes als eine Neurose. Da er nun sah, dass hier die Recidiven durch Arsenik auch für die Folge verhütet werden, so mochte er wohl glauben, das gleiche müsse auch bei der Phthise der Fall sein. Ueberhaupt besass Isnard, wie aus vielen Andeutungen hervorgeht, die Meinung, das Arsen, als Nervenmittel, könne bei allen Krankheiten nur einen einmaligen, tiefgehenden, heilenden Anstoss geben. Wenn diese Wirkung erschöpft sei, dann dürfe man überhaupt vom Arsenik nichts mehr erwarten. Isnard glaubte diese Erfahrung aus seinen zahlreichen Beobachtungen über die Wirkung des Arseniks bei Nervenkrankheiten abstrahiren zu sollen, obwohl allerdings auch da Fälle vorkamen, wo er das Arsen mit zeitweiligen Unterbrechungen Monate, ja Jahre hindurch in Anwendung zog. Von der erfolgreichen langdauernden Anwendung des Arseniks bei chronischen Hautkrankheiten scheint Isnard keine Kenntniss gehabt zu haben; wenigstens erwähnt er dieselben niemals. Gerade dies aber wären die wichtigsten Analogiefälle gewesen.

Wie weit Isnard von richtigen Gesichtspunkten bezüglich der Anwendung des Arseniks bei Tuberculose entfernt war, wie wenig er im Stande war, die prophylaktische Anwendung desselben gegen einen erneuten Ausbruch ins Auge zu fassen, ergibt sich schon aus der theoretisch ausgesprochenen Meinung, nur im Stadium der Kachexie könne überhaupt der Arsenik indicirt sein, weil hier »die Phthisis sich am weitesten von ihrer specifischen Natur entfernt und folglich der Ausführung allgemeiner therapeutischer Indicationen am zugänglichsten ist«. Dieses Thema wird noch in mehrfachen Modificationen wiederholt. Weil also der Arsenik nicht als ein »Specificum« betrachtet werden kann, weil er vielmehr ein allgemeines Nervenmittel ist, so kann derselbe unmöglich bei einem rein »specifischen« Process, bei der beginnenden Tuberculose, von Nutzen sein; demnach ist es überhaupt unnöthig, hier einen Versuch damit zu machen.

So ungefähr lauteten die Schlussfolgerungen Isnards, welche desshalb von hohem Interesse sind, weil sie uns zeigen, wie sehr verschieden ein und dasselbe Problem auf Grund verschiedener theoretischer Anschauungen sich ausnimmt, weil sie uns deutlich darthun, wie wenig der geschickteste, nüchternste Beobachter sich theoretischen Vorstellungen zu entziehen vermag. Auch heutzutage täuschen sich Viele in der Meinung, ihrerseits ganz ohne Theorie, mit blosser Erfahrung auskommen zu können. Aber die genauere Selbstprüfung würde ihnen zeigen, dass überall in ihrem therapeutischen Handeln Theorie verborgen zu Grunde liegt, und zwar viel öfter, als man gewöhnlich glaubt, eine Theorie, welche der strengeren wissenschaftlichen Kritik keineswegs Stand zu halten vermag.

Abgesehen von diesen theoretischen, in den damaligen medicinischen Anschauungen begründeten Irrthümern sind nun aber die Erfahrungen Isnard's über den Arsenik im einzelnen höchst interessant und werthvoll. Im Zusammenhalt mit meinen bestätigenden Beobachtungen wird man ihnen Glauben und Vertrauen nicht versagen können. Isnard berichtet über seine Ergebnisse in folgender Weise:

»Die Arsenikkur bringt im letzten Stadium der Lungenphthisis, mit hektischem Fieber, Abzehrung, erweichten oder vereiterten Tuberkeln und Cavernen wirklich ausserordentliche Erfolge.«

»Zuerst werden die Fieberanfälle schwächer, abgekürzt, aufgehoben; diese Wirkung erfolgt unmittelbar in den ersten Tagen der Behandlung; das Fieber vermindert sich und bleibt demnächst aus; die Nachtschweisse, der allgemeine Erethismus und die Schlaflosigkeit nehmen einen gleichen rückgängigen Verlauf. Die bisher trockene und brennende Haut wird bald normal, wenngleich eine gewisse Frequenz des Pulses fortdauert, was übrigens in der Convalescenz schwerer Krankheiten überhaupt geschieht. — Diese Erfolge in Betreff des hektischen Fiebers bekunden in hohem Grade den Vorzug des Arseniks vor dem schwefelsauren Chinin, dessen unbeständige und flüchtige Wirkung oft erhöhte Gaben (80—100 ^{cg}) verlangt, welche bald nicht mehr vertragen werden, so dass man das Mittel aussetzen muss, das im übrigen nur auf die Fieberanfälle wirkt, aber seinen Einfluss auf die anderen Krankheitssymptome nicht ausdehnt.«

»Nach Maassgabe des Zurückweichens des Fiebers erwachen der Appetit, die Verdauungskraft, die Nutrition mit einer überraschenden Energie; das Erbrechen, die Diarrhöe oder die Verstopfung verschwindet, wie bei den anderen Kachexien [durch den Arsenik]; die Frische und Färbung der Gewebe, die Kräfte und die Abrundung des Körpers kehren wieder; die ganze Physiognomie erhält einen anderen Ausdruck. — Und diese Veränderungen treten schon am Ende der ersten Woche hervor und wachsen jeden Tag. Der allgemeine Wiederaufbau (Reconstitution) des Organismus gibt sich bald auch an den örtlichen organischen Störungen kund und bringt die merkwürdigsten Erfolge hervor: Husten, Beklemmung, Auswurf mässigen sich; der letztere verliert immer mehr seine eitrige Beschaffenheit und wird einfach schleimig; alles endlich offenbart die in den Bronchien- und Lungencavernen vor sich gehende, heilende Thätigkeit.«

»Diese allgemeine Umgestaltung erfolgt im Laufe des zweiten Monats der Behandlung, setzt sich dann fort und dauert eine längere oder kürzere Zeit, im allgemeinen mehrere Monate. Dann scheinen die Individuen zum Leben zurückgekehrt zu sein. Am öftesten jedoch ist dieses Wohlsein nur temporär; später nimmt dann die Phthisis wieder ihren verhängnissvollen Verlauf, nachdem immerhin dem Kranken, der schon dem Tode nahe gewesen, eine desshalb um so werthvollere Zeit der Erholung gegönnt war.«

Wir haben bereits gesehen, dass dieses Wiederkehren des Processes nur darin begründet war, dass Isnard, sobald die Kranken vollständig hergestellt schienen, schon nach 1, höchstens 1½ monatlichem Gebrauche die Anwendung des Arseniks vollständig wieder zu sistiren pflegte, sowie dies in den einzelnen Krankengeschichten ausdrücklich angegeben ist. Diese Krankengeschichten, die an und für sich von hohem Interesse sind, sollen im Anhange zum Abdruck kommen.

In einer Anzahl von Fällen sah nun aber Isnard nicht nur eine vorübergehende, sondern eine andauernde Heilwirkung des Arsens bei Phthisis, obwohl auch hier die Darreichung wieder unterbrochen worden war. Auch diese Fälle, 3 an Zahl, waren nach seiner Schilderung sehr schwere, so dass es der ganzen wunderbaren Heilkraft des Arseniks bedurfte, um die Gesundheit wieder herzustellen. Dass hier trotz Weglassen des Arsens die Krankheit nicht wiederkehrte, bildet ein überaus günstiges Zeugniss für die Art der erfolgten Heilung. Auch diese, von Isnard ausführlich referirten Fälle werde ich im Anhang beifügen.

Aus meinen Beobachtungen sowie aus jenen Isnard's geht nun hervor, dass dem Arsenik eine nach herkömmlicher Ausdrucksweise »specifische« Heilwirkung gegen das phthisische Fieber und gegen den tuberculösen Process zugeschrieben werden muss. Im Gegensatze hierzu wirkt das Chinin bekanntlich auf das phthisische Fieber höchstens vorübergehend; auf den eigentlichen Krankheitsprocess vermag dasselbe gar nicht zu wirken. Irgend ein weiteres Arzneimittel gegen die Tuberculose besitzen wir nicht. Somit erscheint die Anwendung des Arsens, dessen Allgemeinwirkungen auf den Körper sehr günstige sind und dessen langdauernder Gebrauch mit keinen bleibenden Nachtheilen verbunden ist, indicirt bei der Tuberculose, deren leichtere Anfangsstadien dadurch vollständig geheilt werden können. Ebenso erscheint der Gebrauch dieses Mittels indicirt in prophylaktischer Absicht bei bestehender Disposition zu tuberculöser Erkrankung des Lungengewebes.

---

9. Anwendungsweise des Arseniks.

1. Verhalten des Arseniks im Körper. Wiederausscheidung desselben.

Zur therapeutischen Anwendung des Arseniks ist es nöthig, die Gesetze seines Verhaltens im Körper und seiner Wiederausscheidung zu kennen. In beiden Beziehungen unterscheidet sich der Arsenik (vielleicht mit Ausnahme von Phosphor und Antimon) von allen sonst medicinisch verwendeten Substanzen. Wir wissen, dass die arsenige Säure, von der hier ausschliesslich die Rede sein wird, mit den Albuminaten keine Verbindungen zu bilden vermag, und ferner, dass bei Vergiftungsfällen beim Menschen schon nach wenigen Stunden die Ausscheidung des Arseniks beginnt, und, wenn das Leben erhalten bleibt, meist schon nach einigen Tagen vollendet ist. Demnach möchte es scheinen, als ob der Arsenik ungemein rasch durch den Körper hindurch wandere.

Hiermit in Widerspruch steht nun aber die Thatsache, welche durch therapeutische Erfahrung erwiesen ist, dass die Arsenwirkung, ebenso wie sie einer gewissen Zeit zur Entwicklung bedarf, ebenso auch noch längere Zeit nach dem Aufhören des Gebrauches fortdauert. Erst nach 10tägiger Verminderung der Arsendosis zeigte sich in dem Falle des Oberfeuerwerkers Sp., dass diese Herabminderung zu bedeutend gewesen sei. In einem Versuche ferner, den ich an mir selbst anstellte, liessen die nach 7tägigem Gebrauche von je 15 mg Arsenik aufgetretenen Intoleranzerscheinungen noch 8 Tage lang ihre Nachwirkung erkennen. Der Gebrauch vieler Arsenesser, nur alle 3 Tage, oder nur alle Wochen Arsenik zu sich zu nehmen, zeigt ebenfalls, dass dem Arsen eine viel dauerndere Wirkung zukommt, als man nach jenen Erfahrungen über die rasche Wiederausscheidung glauben möchte.

Hierbei ist nun zunächst zu bedenken, dass diese letzterwähnten Versuche an Vergifteten d. h. Schwerkranken angestellt wurden, ein Umstand, der das Resultat wesentlich zu beeinträchtigen vermag. Denn ein Kranker kann sich zum Arsenik ganz anders verhalten, als ein Gesunder. Nur dann müssten sich beide gleich verhalten, wenn das Arsen bloss durch einfache chemische Bindung an das Albumin im Körper zurückgehalten werden könnte, und auf keine andere Weise. Eine derartige Zurückhaltung ist beim Arsenik, wie erwähnt, nicht möglich. Stoffe, welche chemische Anziehung zum Eiweiss zeigen, wie Blei, Kupfer, Silber etc., können bekanntlich ungemein lange, auf Monate hinaus, in den Organen zurückgehalten werden, wobei es gleichgültig ist, ob der Körper im gesunden oder im erkrankten Zustand sich befindet.

Nun kann aber das Arsen sehr wohl in anderer Weise in den Geweben eine Zeit lang zurückbleiben, nämlich in gelöster Form als Einlagerung im Protoplasma der lebenden Zelle, ohne chemische Bindung. Auch die Salze, namentlich die Kali- und Natronsalze, welche in der das Protoplasma durchtränkenden Flüssigkeit gelöst sind, befinden sich hier nicht im Zustand chemischer Bindung; aber sie werden gleichwohl bis zu einem gewissen Grade festgehalten und können bei absolutem Mangel der Zufuhr nur sehr allmählich zur Ausscheidung aus dem Körper gelangen. Eine derartige vorübergehende Einlagerung in das lebende Plasma möchte ich auch für die Arsenmoleküle in Anspruch nehmen. Die im Vergleich zu anderen Stoffen, wie z. B. Morphium, Alkohol etc. so ungemein lange dauernde Wirkung wäre sonst nicht wohl zu begreifen. Eine 26 stündige Wirkung auf die Herzganglien, wie sie Cunze beobachtet hat, kann kaum durch einen Stoff bewirkt werden, der nur vorübergehend in das Plasma der Nervenzelle eintritt, um alsbald dasselbe wieder zu verlassen. Solche Stoffe, die rasch wieder austreten, haben eben darum nur eine rasch vorübergehende Wirkung, wie dies bei allen sogenannten Nervenmitteln der Fall ist.

Ich meine daher, dass die alten Versuche von Orfila, welche beim Hunde eine 10—12 tägige Dauer der Ausscheidung nicht giftiger Arsenmengen constatirten, auch für den Menschen eher einen richtigen Anhaltspunkt geben, als die neueren Versuche mit toxischen Gaben. Denn das Protoplasma einer gesunden und einer krankhaft afficirten Zelle muss sich verschieden verhalten bezüglich der eingelagerten Stoffe. Das krankhaft veränderte wird solche Substanzen viel eher wieder fahren lassen, wie wir denn bei Krankheiten thatsächlich bedeutend gesteigerte Ausscheidungen von Salzen, z. B. von Phosphaten und Uraten, wahrnehmen. Die Annahme einer vorübergehenden Einlagerung des Arsens in das Protoplasma der Zelle gewinnt ausserdem auch dadurch eine Stütze, dass bei dem einzigen Organe, wo Zellen und Intercellularsubstanz von einander getrennt werden können, beim Blute, das Arsen in der That nur in den Zellen angetroffen wird, dagegen nicht im Serum.

Man könnte allerdings auch daran denken, der Veränderung selbst, welche das Arsen im Plasma der Zelle bewirkt, an und für sich einen dauerhaften Character zuzuschreiben, so dass trotz rascher Wiederausscheidung des Arsens eine dauernde Nachwirkung zu Stande käme. Allein diese Annahme ist nicht sehr wahrscheinlich, weil sie ohne Analogie bleibt, weil alle geringeren d. h. der völligen Rückbildung zum Normalen fähigen Veränderungen, die wir sonst durch Reizmittel erzeugen, bald wieder vorübergehen, wenn die Ursache zu wirken aufgehört hat. Sowie ein Muskel durch vorübergehende Reizung nicht in langdauernde Contractionen verfällt, so, glaube ich, könnte eine vorübergehende Anwesenheit von Arsen im Plasma nicht tage- und wochenlang dauernde Veränderungen bewirken. Damit soll keineswegs behauptet sein, dass dem Arsen gar keine Nachwirkung zukomme. Dies wäre wohl zu weit gegangen. Allein ich meine, die wesentliche Ursache der langdauernden Arsenwirkung kann nur in einer nahezu ebenso langdauernden Einlagerung dieses Stoffes ins lebende Plasma gesucht werden. Diese Einlagerung muss wohl in der Form der arsenigen Säure geschehen, da nur diese, aber nicht das metallische Arsen im Wasser löslich ist, und da auch das Arsen als arsenige Säure wiederum im Harne aufgefunden wird. Ueber die Art, wie die arsenige Säure im Plasma zur Wirkung kommt, über den chemischen Mechanismus dieser Wirkung können wir, glaube ich, absolut nichts wissen, solange uns der Mechanismus des Protoplasma überhaupt verborgen ist. Alle hierüber geäusserten Vermuthungen halte ich nicht für zutreffend.

Wenn nun die arsenige Säure für einige längere Zeit ins lebende Plasma eingelagert werden kann, so bezieht sich dies doch gewiss nur auf einen Theil der jeweilig gereichten und resorbirten Menge. Ein anderer Theil wird gar nicht bis ins Protoplasma vordringen können, sondern vorher schon wieder zur Ausscheidung aus dem Körper gelangen. Stets wird daher nur ein bestimmter Bruchtheil der gereichten Menge zur länger dauernden Einlagerung und Wirkung kommen. Die Grösse dieses Bruchtheiles wird von verschiedenen Umständen, namentlich aber auch von dem allgemeinen Zustande des Körpers, bedingt sein. Bei Kranken, namentlich bei Schwerkranken, muss diese Einlagerung eine weit geringere sein, aus demselben Grunde, aus dem auch die Einlagerung anderer Stoffe (z. B. Phosphate) eine geringere ist. Auch die Phosphate werden, wie erwähnt, bei Kranken, trotz mangelnder Zufuhr, in erhöhtem Maasse ausgeschieden.

Dadurch erklärt sich, wenigstens theilweise, die Erfahrung der älteren Aerzte, dass um so mehr und um so leichter Arsenik vertragen wird, je höher der allgemeine Krankheitszustand ist, während gesunde und namentlich sehr kräftige Menschen sich schwerer an gleiche Arsenmengen gewöhnen. Man muss daher bei Kranken und namentlich bei Schwerkranken die Dosis eher höher nehmen als sonst und nicht etwa glauben, in Anbetracht des geringeren Körpergewichts und Körpervolumens eines Kachektischen müsse schon eine geringere Dosis genügen.

Das Verhalten des Arseniks im Körper bei regelmässiger Zufuhr therapeutischer Gaben gestaltet sich nun nach diesen Darlegungen in folgender Weise. Selbst bei täglich gleichmässiger Dosirung, z. B. 10^{mg} per Tag, findet im Körper dennoch ein Ansteigen der Arsenwirkung statt, weil Theilmengen der ersten Arsendosis noch längere Zeit, etwa 8 Tage lang, im Plasma verweilen, zu denen sich dann Antheile der 2., der 3. Dosis u. s. w. hinzu addiren. Von den im Plasma eingelagerten Mengen wird aber täglich ein gewisser Procentsatz wieder ausgeschieden, so dass bei täglich gleichmässiger Zufuhr nach einiger Zeit das Maximum der Einlagerung erreicht ist, über welche hinaus kein Ansteigen mehr stattfindet. Wählen wir, um dies deutlich zu machen, ein concretes Beispiel. Es betrage die tägliche Gabe 10^{mg}, wovon die Hälfte rasch wieder entleert werden, die Hälfte aber zur Einlagerung gelangen soll. Von dem Eingelagerten aber werde vom 2. Tage an täglich der 10. Theil wieder zur Ausscheidung gebracht, so dass nach 10 Tagen dessen Excretion jeweils vollendet ist. Dann ergibt die Berechnung folgende Zahlen für die an jedem Tage als eingelagert vorhandene Menge von Milligramm:

Tage:	1.	2.	3.	4.	5.	6.	7.	8.	9.	10.	11.	12.
mg As:	5	$9\frac{1}{2}$	$13\frac{1}{2}$	17	20	$22\frac{1}{2}$	$24\frac{1}{2}$	26	$26\frac{1}{2}$	27	$27\frac{1}{2}$	$27\frac{1}{2}$

Es zeigt sich hieraus, dass die eingelagerte Menge anfangs rasch, dann immer langsamer anwächst, um endlich am 11. Tage ihr Maximum mit $27\frac{1}{2}^{mg}$ zu erreichen, welches von nun an nicht mehr überschritten wird. Auf den Verlauf dieser Curve haben nun selbstverständlich verschiedene Umstände Einfluss, namentlich der allgemeine Zustand des Körpers. Bei Schwerkranken glaube ich, dass schon sehr frühzeitig, vielleicht schon am 1. oder 2. Tage, das Maximum der Einlagerung erreicht sein dürfte.

Aus diesen Verhältnissen ergeben sich nun verschiedene therapeutisch wichtige Schlussfolgerungen. Die Vorschrift Isnard's, bei chronisch Kranken, bei denen der allgemeine Kräftezustand sehr darniederliegt, also auch bei Phthisikern, sogleich mit der Gabe von 10mg per Tag zu beginnen und constant mit derselben fortzufahren, erscheint nun völlig gerechtfertigt. Trotz dieser scheinbar gleichmässigen Zufuhr findet im Körper dennoch ein allmähliches Ansteigen statt. Um im Plasma selbst eine ganz gleichmässige Wirkung zu erzielen, müsste man im Gegentheil mit grösseren Dosen beginnen und dann zu geringeren übergehen, wie dies Isnard in der That oftmals gethan hat. Das ganz allmähliche Ansteigen mit milligrammweise gesteigerten Dosen, wie ich dies anfangs selbst geübt habe, erscheint hiernach bei fortgeschrittener Phthise nicht besonders zweckmässig. Umsoweniger dürfte sich dies empfehlen, da nach meinen Erfahrungen eine wirkliche Angewöhnung an den Arsenik erst nach Monaten, frühestens gegen die Mitte des zweiten Monats des Gebrauches, zu erwarten steht, da somit an eine allmähliche Angewöhnung etwa im Verlaufe einer Woche keinesfalls zu denken ist. Man verliert daher, wenn überhaupt die tägliche Dosis von 10mg indicirt erscheint, mit dem allmählichen Ansteigen nur Zeit, ohne besonderen Nutzen. Denn die geringen Intoleranzerscheinungen von Seite des Nervensystems, welche sich bei manchen Patienten zeigen, und von denen alsbald des näheren die Rede sein wird, erscheinen, soviel ich gesehen habe, ebensogut bei 2—3mg als bei 10mg. Im Gegentheil verschwinden diese rein nervösen Symptome viel eher bei höherer Dosis, weil dann gleichzeitig die heilende Wirkung des Arsens eine stärkere ist, und weil durch die hierdurch verursachte Hebung des Gesammtzustandes geringe locale Nervensymptome eher zurücktreten. Nur gebrauche ich stets die Vorsicht, welche meines Erachtens bei jedem differenten Mittel, auch bei Chinin, Morphium etc., indicirt ist, vor der Anwendung etwas grösserer Dosen erst die individuelle Reaction des Kranken zu prüfen. Denn es wird vermuthlich auch Individuen geben, welche gegen das Arsen ausserordentlich empfindlich sind, ebenso wie es solche gibt, die von sehr kleinen Morphiumdosen schon die unangenehmsten, ja furchtbarsten Wirkungen verspüren.

Eine weitere Folgerung aus der Theorie ist die, dass man bei einem plötzlichen Abbrechen der täglichen Arsendosis im allgemeinen keineswegs ein plötzliches Aufhören der Wirkung des Mittels erwarten darf, sondern nur einen Nachlass dieser Wirkung. Desshalb ist ein solches plötzliches Aussetzen für ein paar Tage wohl gestattet, ohne dass dadurch die Arsenkur selbst unterbrochen wäre. Man könnte ja wegen Intoleranzerscheinungen von Seite des Nervensystems den Wunsch haben, die Wirkung rasch zu mässigen. Dies geschieht am einfachsten durch völliges Hinweglassen des Arseniks für einen oder ein paar Tage. Alsdann verschwinden jene Erscheinungen und die Kur kann mit derselben Dosis wie früher wieder fortgesetzt werden. Nur in einem Falle darf man nicht plötzlich aussetzen ohne Gefahr, und dies ist bei sehr schweren Erkrankungsfällen, weil hier keine dauernde Wirkung des Arsens stattfindet und der Kranke den plötzlichen Mangel des stärkenden Reizmittels daher sehr zu seinem Nachtheil verspüren würde. In allen übrigen Fällen, d. h. bei nicht sehr Geschwächten oder sehr schwer Erkrankten, ist ein 2—3 tägiges Cessiren der Arsengabe ohne jedes Bedenken gestattet. Man darf durchaus nicht glauben, dass hierbei ein Rückschlag möglich wäre. Einmal erfolgt Angewöhnung überhaupt erst nach langdauerndem Arsengebrauche. Erst derjenige aber, der sich an grössere Mengen von Arsenik wirklich gewöhnt hat, kann überhaupt beim Aufhören der Zufuhr einen Rückschlag zeigen. Ein solcher Rückschlag aber erscheint alsdann nicht schon nach einigen Tagen, sondern eher erst nach einigen Wochen, jedenfalls nicht vor der 2. Woche. Die Arsenesser, welche nur alle Wochen einmal Arsenik zu sich nehmen, müssten sonst mit fortwährenden Rückschlägen zu thun haben, was gewiss nicht der Fall ist. Nur bei Kindern dürfte in dieser Hinsicht besondere Aufmerksamkeit nöthig sein, weil der raschere Stoffwechsel der Kinder die Wiederausscheidung des Arsens jedenfalls beschleunigt, so dass früher die günstige Nachwirkung desselben erlöschen muss.

Die Theorie ergibt endlich, dass beim Gesunden oder überhaupt bei dem nicht sehr Geschwächten erst einige Zeit, etwa 5—8 Tage nach Beginn einer gleichmässigen Arsenzufuhr, das erreichbare Maximum des Stoffes im Körper vorhanden sein kann. Ebendaraus geht hervor, dass erst nach dieser Zeit sich eigentlich beurtheilen lässt, ob die gewählte tägliche Dosis vertragen wird, oder ob dieselbe Intoleranzerscheinungen hervorruft. Es beweist noch gar nichts, wenn eine bestimmte Menge, z. B. 15 ^{mg}, 2—3 Tage lang vertragen wurde. Ganz wohl kann dieselbe am 7. Tage erst nervöse Symptome hervorrufen. Ich habe schon oben des Versuches erwähnt, den ich an mir angestellt habe, wobei die Intoleranz bei täglicher Gabe von 15 ^{mg} erst am 7. Tage deutlich hervortrat. Da es nun niemals angenehm ist, mit der Dosis bei einer begonnenen Kur wieder zurückgehen zu müssen, so empfiehlt es sich bei nicht dringlichen chronischen Fällen durchweg, mit siebentägigen Perioden anzusteigen, d. h. erst nach 7 Tagen es als erwiesen zu betrachten, dass die gereichte Dosis wirklich vertragen wird.

2. Dosirung.

Von vorneherein hatte ich geglaubt, den Arsenik bei Tuberculose innerlich und zugleich äusserlich anwenden zu sollen. Da jedoch Inhalationen in dem von mir behandelten ersten Falle wegen der hochgradigen Schwäche anfangs nicht durchführbar waren, so musste ich auf die äusserliche Anwendung verzichten und überzeugte mich in der Folge bald, dass dieselbe auch gar nicht nöthig sei. Ich habe desshalb von da an ausschliesslich die innerliche Medication in Anwendung gezogen.

Stets bediene ich mich einer einfach wässerigen Lösung von arseniger Säure und zwar in der Concentration 1 : 2000, so dass 2 ^{ccm} entsprechen: 1 ^{mg} arseniger Säure. Die gewöhnlich gebrauchte Fowler'sche Lösung ist zum Zwecke genauerer Dosirung zu concentrirt. Denn das Tropfenzählen scheint mir wenig zuverlässig. Vielmehr gebe ich jedem Patienten einen kleinen Messcylinder, worin er die für den Tag treffende Anzahl von Cubikcentimetern sicher abzumessen im Stande ist. Ausserdem auch ist die Fowler'sche Solution, welche in 90 Theilen 1 Theil arsenige Säure enthält, nach unserem jetzigen Maass und Gewicht sehr irrationell zusammengesetzt. Denn es entspricht 1 ^{ccm} dieser Lösung 11,11... ^{mg} arsenige Säure, 1 Tropfen aber circa 0,55... ^{mg}.

Die auf den Tag treffende Menge lasse ich alsdann auf mehrere Male dem vom Kranken ohnehin genossenen Getränke zumischen, was um so leichter geschehen kann, als ja die arsenige Säure in der Verdünnung 1 : 2000 bereits keinerlei deutlichen Geschmack oder Geruch mehr erkennen lässt. Von Isnard's Meinung, es könne die arsenige Säure, unmittelbar bei der Mahlzeit genommen, die Verdauung beeinträchtigen, habe ich mich durchaus nicht überzeugen können. Es mag dies indess für jene grossen Dosen gelten, die Isnard bei heftigen Wechselfieberformen in Anwendung zog. Bei kleinen Dosen, bis zu 10 mg pro dië, scheint die Zeit der Anwendung ziemlich irrelevant zu sein.

Isnard hat sich in der Regel einer schwächeren Lösung der arsenigen Säure bedient, nämlich in dem Verhältniss 1 : 5000, so dass 5 ccm ein Milligramm arseniger Säure enthalten. Auch dies ist zweckmässig, und vielleicht in manchen Fällen vorzuziehen.

Die anzuwendenden Dosen bewegen sich bei der Tuberculose, Ausnahmsfälle abgerechnet, kaum höher als bis zu 10 mg Arsenik per Tag. Es handelt sich hier ja seltener um eine sehr rasche, als vielmehr um eine andauernde Wirkung. Grössere Mengen sind wohl in der Regel nicht nöthig und würden für längere Dauer, solange noch keine eigentliche Angewöhnung an das Mittel stattgefunden hat, nicht vertragen werden. Eine derartige Angewöhnung scheint nach meinen Erfahrungen erst sehr allmählich, keinesfalls vor dem zweiten Monate des Gebrauches sich einzustellen. An eine Angewöhnung innerhalb 1 bis 2 Wochen ist nach meinen Erfahrungen nicht zu denken.

Die überhaupt zulässigen Maximaldosen des Arseniks liegen bedeutend höher als 10 mg pro Tag. Isnard hat in maximo bis zu 50 mg angewendet. Derartige Dosen passen jedoch nur für acute, unmittelbar gefahrdrohende Zustände, namentlich für perniciöse Fieber. Für die langdauernden Kuren bei chronischen Processen hat Isnard die tägliche Dosis von 10 mg als die richtige befunden, womit ich nach meinen Erfahrungen übereinstimmen kann. In prophylaktischer Absicht und im Anfangsstadium der Tuberculose werden jedoch auch geringere Mengen bei andauerndem

Gebrauche von entschiedener Wirksamkeit sein. Im allgemeinen gilt die Regel, welche schon von den älteren Aerzten erkannt war, und deren Grund im vorausgehenden dargelegt wurde, dass Kranke mehr Arsenik vertragen und daher mehr davon zur genügenden Wirkung bedürfen als Gesunde. Gerade in schwereren Fällen wird man daher um so weniger zögern, die Dosis von 10 mg per Tag alsbald zu verabreichen.

In leichten Fällen, bei beginnender Tuberculose, glaube ich, dass 5 mg diejenige Dosis ist, mit der man zunächst im ersten Monat und bis in die Mitte des zweiten den Kranken sich ins Gleichgewicht setzen lässt. Erst dann, wenn eine völlige Angewöhnung hieran anzunehmen ist, kann man mit der Dosis steigen, etwa auf 7 1/2 mg. Ich habe übrigens auch von dem wochenlangen Gebrauche von 3 mg bei Personen, die verdächtig auf Anlage zur Phthise waren, sehr günstige Erfolge beobachtet.

3. Nebenwirkungen des Arseniks. Intoleranzerscheinungen.

Unter »Nebenwirkungen« des Arseniks verstehe ich hier diejenigen, welche zwar aus seiner allgemeinen Wirkungsweise mit Nothwendigkeit hervorgehen, die jedoch ausserhalb des speciellen therapeutischen Zweckes liegen und nicht nothwendig demselben angehören. Solche Nebenwirkungen, die entweder günstige oder ungünstige sein können, hat, so viel ich sehe, jedes Medicament; manche davon besitzen sogar ungünstige Nebenwirkungen in sehr bedeutendem Grade, so dass das Arsen, in therapeutischen Dosen angewendet, sehr wohl die Parallele damit zu vertragen im Stande ist.

Besonders der Hauptconcurrent des Arseniks, der thatsächlich an dessen Antiquirung als Fiebermittel die alleinige Schuld trägt, das Chinin, zeigt sehr schlimme Nebenwirkungen:

1. Das Chinin erregt häufig Ekel und Erbrechen, bewirkt Magenreizung und stört bei Kranken fast immer die Verdauung.

2. Bei grösseren Chiningaben, wie solche zur entschieden afebrilen Wirkung erforderlich sind (1,5—2,0 g), wird die Herzthätigkeit verlangsamt und geschwächt, der Blutdruck herabgesetzt.

3. Das Chinin bewirkt sehr häufig intensive Nervenerscheinungen, die sich zunächst in Abnahme der Tastempfindlichkeit, Ohrensausen nnd Eingenommenheit des Kopfes äussern. Letztere kann sich bis zur Verwirrung der Ideen steigern mit Schwindelgefühl und starker Pulsation der Carotiden. Das Ohrensausen wird immer stärker, die Hörschärfe nimmt ab, ebenso auch die Sehschärfe. Diese Erscheinungen gehen allerdings beim Aussetzen des Chiningebrauches meist bald wieder vorüber; man kennt jedoch Fälle, wo die Taubheit und die Sehstörungen Jahre lang andauerten.

Dem gegenüber erscheinen die Nebenwirkungen des Arseniks, wenigstens derjenigen Dosen, welche bei der Behandlung der Lungentuberculose Verwendung finden, in der That als sehr harmlose. Zunächst besitzt der Arsenik eine Reihe günstiger Nebenwirkungen. Nicht nur, dass er die Verdauung nicht stört, den Magen nicht reizt, so bewirkt er im Gegentheil bei Gesunden und noch mehr bei Kranken erfahrungsgemäss stets Steigerung des Appetits und Regelung der Verdauung. Besonders bei Phthisikern, deren Appetit vollständig darniederlag, ist die Wirkung des Arseniks in dieser Beziehung eine merkwürdig günstige.

Der Einfluss auf das Herz ferner ist beim Arsenik, wie schon aus den Versuchen von Cunze am Kaninchenherzen hervorgeht, und wie ich stets bei meinen Patienten constatiren konnte, gerade der gegentheilige von jenem des Chinins. Die Herzkraft erfährt eine ganz entschiedene und andauernde Steigerung, was aus der Beschaffenheit des Pulses unzweifelhaft hervorgeht.

Die Nebenwirkungen auf das Nervensystem endlich sind beim Arsen wiederum vorzugsweise sehr günstige. Es gehören dahin die entschiedene Hebung der psychischen Stimmung des Kranken, des Muthes und der Zuversicht. Eine der auffallendsten Veränderungen an Schwerkranken ist diejenige im Ausdruck des Gesichtes, im Blicke der Augen, der in Uebereinstimmung mit dem gebesserten Gesammtzustande meist bald eine überraschende Lebhaftigkeit und Frische erhält.

Ausser diesen Nebenwirkungen des Arsens sind nun aber noch folgende anzuführen:

1. Bei vielen Personen geringe Vermehrung der Secretion der Nasen-, Mund-, Kehlkopf- und Bronchialschleimhaut. Ich glaube kaum, dass hierin eine blosse Wirkung des gesteigerten Blutdrucks gegeben ist. Vielmehr möchte ich diese Wirkung lediglich dem gesteigerten Ernährungszustande der betreffenden Schleimhäute zuschreiben und ich glaube auch, dass die Steigerung der Drüsensecrete im Körper eine ganz allgemeine ist. Die erhöhte Verdauungskraft möchte wohl damit zusammenhängen. Bei älteren Leuten mit chronischen Bronchialkatarrhen, bei denen wegen nebenbei bestehender Phthise Arsen gegeben wird, kann nun die schwach reizende Einwirkung des Arseniks auf die Respirationsschleimhäute anfangs Schwierigkeiten, gesteigerten Hustenreiz und beträchtlich vermehrte Secretion bewirken. In Zusammenhang mit diesen Wirkungen des Arseniks steht ferner die Erscheinung, dass namentlich die Kehlkopfschleimhaut gegen Einwirkung von Temperaturunterschieden scheinbar empfindlicher wird. Diese Wirkung ist jedoch nur eine scheinbare; d. h. die Schleimhaut reagirt jetzt stärker auf den Reiz, weil sie überhaupt in einem gesteigerten Ernährungszustande sich befindet. Dem entsprechend ist von solchen Reizzuständen, die stets rasch vorübergehen, durchaus keine üble Folge zu befürchten. Bei Leuten mit beginnender Tuberculose soll man sich meiner festen Ueberzeugung nach hierdurch von dem Arsengebrauche nicht abschrecken lassen. Denn die Heilwirkung auf das allein gefährliche Grundleiden schreitet trotzdem vorwärts, wie aus dem allmählich steigenden Appetit, dem besseren Aussehen, der vermehrten Kraft unzweifelhaft hervorgeht.

2. Eine sehr häufig anfangs auftretende Wirkung ist diejenige auf den Darm. Dieselbe äussert sich zunächst in Blähungen, dann in vermehrtem, öfterem Stuhldrang, jedoch mit normaler d. h. mittelfester Ausleerung, die nur hie und da durch einen besonders üblen Geruch sich auszeichnet. Bei stärkerer Wirkung erscheinen anfallsweise Leibschmerzen mit darauffolgender Diarrhöe. Von diesen Wirkungen glaube ich, dass dieselben theils durch vermehrte Secretion der grossen Unterleibsdrüsen und der Darmdrüsen, hauptsächlich aber durch eine reizende Wirkung des

Arseniks auf die Darmnerven zu erklären sind. Die letztere Annahme wird durch die Erfahrung bewiesen, dass Opium ein unfehlbares Mittel ist, diese Beschwerden, namentlich Leibweh und Diarrhöe, zu stillen. Schon 5 Tropfen Opiumtinktur beruhigen innerhalb weniger Minuten diese Erscheinungen. Wohl desshalb haben die alten Aerzte oftmals den Arsenik gleichzeitig mit Opium verordnet. Nur bei chronisch Magen- und Darmleidenden verdienen diese Wirkungen eine ernste Beachtung. So habe ich bei einem 10 jährig Magenleidenden mit vielfachen nervösen Symptomen gesehen, dass durch die entstehenden starken Blähungen Druck auf den ohnehin sehr empfindlichen Magen und damit eine scheinbar gefährliche Wirkung eintrat: hochgradige Beängstigung, Athemnoth, Verfall. Die Zufuhr von Opium vermag solche Erscheinungen rasch zu beseitigen, wodurch dieselben als harmlose erwiesen sind. Aber ich zweifle nicht, dass solche Vorkommnisse ganz ausserordentlich dazu beigetragen haben, die Angst vor dem Arsenik unter den Aerzten zu erhöhen. Dass alte Leute, namentlich solche mit chronischen Magenleiden, den Arsenik, wie überhaupt alle Medicamente, sehr schwer vertragen, ist eine bekannte Thatsache. Bei jüngeren dagegen stellt sich die angeführte Wirkung auf den Darm meist als eine sehr günstige, den Stuhlgang befördernde und regelnde dar. Es zeigt sich hierbei aber die merkwürdige Erscheinung, dass sowohl Obstruction als chronische Diarrhöe vom Arsenik günstig beeinflusst und zur Norm geführt werden, eine Wirkungsart, die noch bei verschiedenen anderen Zuständen wiederkehrt. Das Arsen wirkt eben, wie wir schon früher sahen, auf die Nerven weder bloss erregend, noch bloss lähmend, sondern es wirkt dauernd kräftigend ein, wodurch Anomalien in verschiedener Richtung beseitigt werden können.

3. Eine letzte Reihe von Nebenwirkungen des Arseniks liegt endlich auf rein nervösem Gebiete; man beobachtet bei manchen Personen Geruchs- und Geschmackstäuschungen, Eingenommenheit des Kopfes und Schwindelgefühl. Diese Erscheinungen, welche im Vergleich zu den entsprechenden Nebenwirkungen des Chinins äusserst geringfügig sind, zeichnen sich noch des weiteren darin aus, dass sie bald wieder aufhören, obwohl mit

der Arsendosis fortgefahren wird; während die Chininwirkungen bei fortgesetzter Chininzufuhr bis zu einem unerträglichen und geradezu gefährlichen Grade sich steigern. Die Wirkungen des Arseniks sind also blosse subjective Empfindungen, die ohne jedes Zuthun des Arztes wieder verschwinden, und die ausschliesslich auf einem Reizzustande gewisser Nervenbahnen beruhen. Die einzige lästige Nebenwirkung, welche bei nervös reizbaren, nicht eigentlich kranken Personen bei länger dauernder Anwendung beobachtet wird, besteht in einer Zunahme der Aufgeregtheit, die sich in einer gewissen Hastigkeit des Sprechens und aller Bewegungen und in grundlosen Verstimmungen, Weinen u. s. w. ausspricht. Hierbei wäre es wohl das beste, einige Tage, selbst eine Woche, vollständig mit dem Arsenik zu cessiren und dann die Kur aufs neue zu versuchen. Sollte es auch dann nicht gelingen, so kann die Kur dennoch unter andern Umständen, z. B. während eines kräftigenden Landaufenthaltes wieder von neuem versucht werden. Anderseits sieht man jedoch bei vielen Personen nervöse Symptome unter dem Einfluss des Arseniks in überraschender Weise verschwinden und dem normalen Verhalten Platz machen. Die ausserordentliche Einwirkung dieses Mittels auf heftige functionelle Nervenstörungen ist ohnedem eine feststehende Thatsache.

In die Reihe der rein nervösen Wirkungen gehören ausschliesslich diejenigen Vorgänge, welche man als »Intoleranzerscheinungen« gegenüber dem Arsenik bezeichnet. Um dieselben genauer kennen zu lernen, habe ich an mir selbst einen Versuch ausgeführt. Ich begann mit 1^{mg} Arsen per Tag, stieg täglich um 1^{mg} bis zu 15^{mg} und verweilte auf dieser Dosis während 7 Tagen. Die Intoleranzerscheinungen gegen Ende dieser 7tägigen Periode waren folgende: allgemeines Gefühl der Unbehaglichkeit, zunehmende Müdigkeit in den Beinen, in den Händen eine Art Fiebergefühl, jedoch ohne wirkliches Fieber, Aufhören des Appetits, zeitweilig eingenommener Kopf und Schwindelgefühl, drückender Schmerz über dem rechten Auge, nachts theilweise Schlaflosigkeit, aber ohne besondere Aufregung; rheumatische Schmerzen auf der rechten Rücken- und Brusthälfte, die schon vor einem Monat dagewesen waren, aber seitdem verschwunden waren, traten neuerdings und stärker hervor und breiteten sich rasch abwärts aus; am rechten Oberarm entwickelt sich ein Markstück-grosser Herpesausschlag mit entsprechender Schwellung der Achseldrüsen; Bronchialsecret vermehrt, ziemlich zäh. Wir haben also hier im kleinen alle die bekannten Vergiftungserscheinungen bei chronischer Arsenvergiftung. Dieselben sind beinahe ausschliesslich nervösen Ursprungs; denn auch der Herpes steht ja erfahrungsgemäss mit Reizungsvorgängen im Bereiche von Nervenbahnen in Zusammenhang, und es ist unverkennbar, dass der Rheumatismus der rechten Brusthöhle mit dem Herpes des rechten Oberarms in Beziehung stand. Diese Wirkungen des Arsens sind nun aber durchaus ungefährlicher Natur, weil dieselben nicht plötzlich, sondern *ganz allmählich* bei fortgesetzter Darreichung einer relativ zu hohen Dosis hervortreten, so dass der Arzt hinreichend frühzeitig gewarnt wird. Ferner, weil dieselben nach Verminderung der Arsendosis alsbald *wiederum an Intensität abnehmen und spurlos wieder verschwinden, ohne irgend einen Nachtheil zurückzulassen.* Nach 7tägiger Einnahme von 15^{mg} setzte ich die tägliche Menge auf 5^{mg} herab, worauf schon am 2. Tage die Intoleranzerscheinungen sich mässigten. Am 8. Tage waren dieselben vollständig verschwunden, und es folgte auf dieselben umgekehrt ein besonders günstiges Allgemeinbefinden.

Ich glaube durch diese Beobachtungen die gewöhnlich herrschenden Vorstellungen über die gefährlichen Intoleranzerscheinungen des Arseniks wesentlich aufgeklärt zu haben. Wenn selbst beim Gesunden, in dessen Körper der Arsenik sich bis zu einem gewissen Grade, etwa 8 Tage lang, ansammelt, die Intoleranzerscheinungen so harmlose sind, blosse Symptome nervöser Ueberreizung, die sehr leicht wieder zurückgehen, dann darf man beim Kranken, dessen Organismus das Arsen viel weniger festhält, um so weniger eine wirklich nachtheilige Wirkung befürchten. Ich behaupte: *alle die hundert- und tausendfachen Befürchtungen der Aerzte aller Zeiten vor dem Arsenik erscheinen hiernach werthlos.* Denn in der That waren alle diese Befürchtungen bloss theoretischer Art. Mir wenigstens ist in der Literatur kein Fall vorgekommen, wo therapeutisch innerlich verordneter Arsen wirklich, d. h. dauernd geschadet hätte, wohl aber Tausende von Fällen, wo dieses Mittel die grossartigsten Heilerfolge herbeigeführt hat. Thatsächlich ist man aber nur beim Arsenik so ungeheuer ängstlich, während die wirklich constatirten Vergiftungen mit therapeutischen Chinindosen keinen Arzt von dem meines Erachtens übermässigen Gebrauche dieses Mittels abzuschrecken vermögen.

Das ewig wiederholte Citiren der Erscheinungen der Arsenvergiftung, um damit die Unzulässigkeit eines solchen Stoffes als Heilmittel zu beweisen, hat offenbar gar keine Bedeutung. Denn fast alle Stoffe, die wir therapeutisch anwenden, können unter Umständen bei übermässigem Gebrauche auch Schaden bringen. Ja, es ist nicht zu viel gesagt, wenn man behauptet, fast alle diese Stoffe sind im Grunde viel gefährlicher als das Arsen. Können wir denn Chinin oder Morphium oder Atropin u. s. w. so lange Zeit hindurch ohne Nachtheil anwenden, als dies beim Arsenik möglich ist? Man hat gemeint, die Arsenesser in Steiermark könnten nur wegen ihrer sehr kräftigen Natur das Arsen vertragen. Es zeigt sich nun aber, dass sogar Kachektische dieses Mittel vertragen, ja im Gegentheil dadurch gekräftigt werden. Man weiss ferner, und dies ist eine ganz sichere Thatsache, *dass in Schweizer Mädchenpensionaten Arsenik regelmässig und unter Aufsicht von Aerzten unter die Speisen verkocht wird*, in der Absicht, die Kinder frisch, gesund und blühend zu machen, eine Absicht, die jedenfalls erreicht wird, da es sonst unmöglich wäre, einen so auffälligen Gebrauch durchzuführen. Man kennt auch die vielfache Verbreitung des Arsengebrauches unter den französischen Damen als Schönheitsmittel. Sollte es angesichts solcher Erscheinungen in der That ungereimt sein, dem beginnenden Tuberculösen, dem bloss hereditär Disponirten zu rathen, dass er sich mit dem regelmässigen Gebrauche kleiner Dosen von Arsenik befreunden solle? Sollte man ihn lieber seinem Schicksal überlassen, aus blosser Gespensterfurcht? Die Menschheit ist doch sonst nicht so überaus ängstlich im Gebrauche von Reizmitteln, und wir haben ja bereits gesehen und wissen, was der Alkohol, dieser alltägliche Freund des Menschen, für Verheerungen bei ungeeignetem Gebrauche im Körper anzurichten vermag.

Hierzu möchte ich nur noch bemerken, dass nach den Erfahrungen aller Aerzte, die viel mit Arsen behandelt haben, das Kindesalter dieser Medication am leichtesten, das Greisenalter am schwersten zugänglich ist; ferner dass auch in der Gravidität (Isnard) der Arsenik sehr gut vertragen wird. Kranke und Schwächliche vermögen relativ grössere Dosen zu ertragen als Gesunde und Kräftige. Nervös Aufgeregte scheinen sich am schwersten mit dem Arsen zurecht zu finden. Bei lange dauernder Anwendung hatte Isnard die Gewohnheit, den Arsenik zuerst ein oder zwei Monate nehmen, dann seinen Gebrauch für 14, 20 oder 30 Tage einstellen zu lassen; darauf hin nahm er den Arsenik für ein oder zwei Monate wieder auf und wechselte so mit dem Gebrauche fortwährend ab, eine Uebung, wodurch wohl das Auftreten von Intoleranzerscheinungen bei sonst dazu Geneigten verhindert werden mochte.

10. Theoretische Nachträge über die Wirkungsweise des Arseniks.

Die Theorie über die Arsenwirkung gegen den tuberculösen Process ist darauf begründet, dass der Arsenik, in geringen Mengen angewendet, rein dynamische Wirkungen auf die Gewebe zu äussern vermag; eine Steigerung dieser dynamischen Wirkungen ist dasjenige, was wir Entzündung nennen. Da nun auch die Spaltpilze im Gewebe Entzündung hervorrufen, so fragt es sich, wie eine solche Analogie der Wirkungsweise zu Stande kommen könne; d. h. es fragt sich, wodurch eigentlich die Entzündung des Gewebes bei Anwesenheit von Bacterien bedingt sei? Wir wissen nun, dass wesentlich zwei Möglichkeiten in dieser Hinsicht gegeben sind: die Bacterien können einmal eine directe Gärwirkung auf bestimmte Bestandtheile der thierischen Zelle und damit eine direct verändernde, direct reizende Wirkung ausüben. Die Theorie, deren ausführliche Begründung in die Physiologie der niederen Pilze gehört, erlaubt den Schluss, dass alle Spaltpilze, welche im Innern der Gewebe vegetiren, an Orten also, wo kein freier Sauerstoff zur Verfügung steht, daselbst Gärwirkungen äussern. Denn, wie Nägeli gezeigt hat, können Spalt- und Sprosspilze den freien Sauerstoff nur dann völlig entbehren, wenn sie im Stande sind, Gärthätigkeit von gewisser Intensität zu äussern. Ferner auch verdrängen sich verschiedenartige gärende Pilze in ein und derselben Flüssigkeit (z. B. Spross- und Spaltpilze), wie Nägeli nachgewiesen hat, nicht durch Ausscheidung schädlicher Stoffe, sondern durch directe gegenseitige Einwirkung der Gärthätigkeit, die auf andersartige Pilzzellen geradezu giftig einwirkt[1]). Es wäre daher recht wohl denkbar, dass die Bacterien durch Gärwirkungen direct auf die lebende Gewebszelle einzuwirken vermögen.

Allein, abgesehen von dieser Annahme bleibt noch die zweite, ganz unbestreitbar vorhandene Möglichkeit, dass die im Gewebe vorhandenen Bacterien theils durch Gärwirkung auf die umgebende Flüssigkeit, theils in Folge ihres eigenen Stoffwechsels Zersetzungsstoffe bilden, welche verändernd auf die thierische Zelle einwirken. Diese Stoffe kennen wir bereits im allgemeinen und wir wissen, dass dieselben in grösserer Menge giftige Wirkungen zeigen. Es könnten nun aber unter diesen Stoffen solche sein, die zunächst, d. h. bei sehr geringer Menge, noch keine eigentlich giftige, sondern zunächst eine reizende, dynamische Wirkung üben. Diese Annahme ist in der That nicht bloss möglich, sondern in hohem Grade wahrscheinlich; denn gewiss werden die verschiedensten chemischen Agentien reizend wirken können, wenn sie in richtig bemessener Quantität den Zellen zugeführt werden. Dass wir von solchen Wirkungen im allgemeinen nicht sehr viel wissen, rührt bloss daher, weil der Effect einer solchen Reizwirkung viel zu gering ist, um unmittelbar wahrnehmbar zu werden. Wenn es nun aber möglich wäre, solche geringe Reizwirkungen constant auszuüben, dann würde die rein dynamische Wirkung sich allmählich bis zur entzündlichen steigern können, und dann müssten wir auch etwas davon gewahr werden können.

[1]) C. v. Nägeli, Theorie der Gärung. München 1879.

Jedem Pathologen ist gewiss schon oftmals die Frage aufgestossen, warum wir so wenig eigentliche experimentelle Entzündungsreize kennen? Beinahe bei allen Versuchen, die in dieser Richtung angestellt werden mit positivem Erfolge, kann man sich des Gedankens nicht erwehren, dass die entzündliche Wirkung nur indirect von dem gesetzten Reize, direct aber von hierdurch begünstigten Bacterien geliefert worden sei. Die werthvollen Untersuchungen des leider so früh verstorbenen Hüter und seiner Schüler über aseptische chemische Einwirkungen auf das lebende Gewebe haben diesem Gedanken experimentellen Ausdruck verliehen.

Ich habe mir nun diese wichtige pathologische Frage schon seit Jahren dahin beantwortet, dass es im Gegensatz zur gewöhnlichen Annahme wahrscheinlich sehr viele Entzündungsreize gebe, dass alle möglichen chemischen Substanzen geeignet seien, Entzündung hervorzurufen, dass aber die Anwendungsart allein darüber entscheide, ob wirklich Entzündung auftritt oder nicht. Starke chemische Einwirkungen auf eine Zelle können offenbar keine Entzündung mehr zur Folge haben, da der entzündliche Process Selbstthätigkeit der Zelle voraussetzt, die bei stärkerer Veränderung nicht mehr möglich ist. Hierdurch werden schon die meisten unserer Versuchsanordnungen als unhaltbar dargethan, weil wir gewöhnlich den chemischen Reiz in viel zu grosser Intensität wirken lassen. Zweitens aber muss ein grösserer Complex von Zellen gleichmässig von dem Reize getroffen werden, damit die Veränderung merkbar sei, eine Forderung, die experimentell ebenfalls schwierig zu erfüllen ist. Drittens endlich, und dies bildet die Hauptschwierigkeit, muss der Reiz offenbar auf eine gewisse Dauer einwirken und so angebracht sein, dass zugleich die Ernährung der Zelle nicht gestört wird. Die längere Dauer der reizenden Wirkung ist darum erforderlich, weil sonst nur so schwache Grade von Entzündung auftreten, dass wir deren Vorhandensein nicht constatiren können. Die Fortdauer der Zellenernährung aber muss man verlangen, weil ja das Wesen des entzündeten Zustandes in einer erhöhten Aufsaugung von Ernährungsmaterial besteht.

Ich meine, es ist klar, dass diesen Anforderungen experimentell nicht wohl genügt werden kann. Wir sind viel zu wenig im Stande, gleichsam mikroskopisch zu operiren; alle unsere Hülfsmittel sind für solche Aufgaben zu plump. Wenn wir an einer Stelle einen reizenden Stoff injiciren, so haben wir stets in unmittelbarer Umgebung der Injectionsstelle einen Ueberfluss, etwas entfernt davon einen Mangel der betreffenden Substanz. Man müsste sehr viele Injectionsstellen nehmen, und überall nur eine minimale Quantität injiciren, und zwar sehr oftmals wiederholt, weil unterdess die Resorption wirkt; überdies aber dürften die Nadelstiche an sich nicht nachtheilig interveniren.

Solche zahlreiche und constante Injectionen reizender Stoffe, ohne störende Nadelstiche, sehen wir nun in der That bei einer Bacterienvegetation im Gewebe verwirklicht. Jeder Spaltpilz stellt gleichsam einen mikroskopischen Giftherd dar, dessen Thätigkeit gleichmässig fortdauert und der doch die Ernährung der Gewebszellen zunächst noch nicht zu beeinträchtigen vermag. D i e s e F o r m d e r E i n b r i n g u n g v o n G i f t s t o f f e n, d i e F o r m a l l e i n, u n d n i c h t d i e c h e m i s c h e Q u a l i t ä t d e r e i n g e b r a c h t e n S t o f f e, ist meiner Ueberzeugung nach der Grund, wesshalb die Spaltpilze so eminent befähigt sind, Entzündung zu erzeugen.

Durch diese Darlegungen gewinnen wir nun auch die Möglichkeit, zu begreifen, wie eine Spaltpilzvegetation und ein chemischer Stoff, z. B. Phosphor oder Arsen, im Gewebe analoge Wirkungen zu üben im Stande sind. Es wäre schwer zu verstehen, wenn man voraussetzen müsste, unter den Zersetzungsstoffen der Spaltpilze seien welche, die in ihrem c h e m i s c h e n Verhalten zur thierischen Zelle gerade mit Phosphor und Arsen übereinstimmen, wenn man überhaupt in chemischen Besonderheiten die Analogie finden wollte. Dagegen eröffnet sich uns ein Verständniss für diese Erscheinung, wenn wir davon ausgehen, dass s e h r v i e l e chemische Stoffe die Eigenschaft besitzen, in geringen Mengen reizend auf die thierische Zelle einzuwirken, dynamische Wirkungen in derselben zu erzeugen, dass aber diese Wirkungen nur dann von merklicher Grösse werden, wenn die Reize auf viele Zellen gleichzeitig und gleichmässig und vor allem constant einwirken. Denn die Constanz der Wirkung ist bei Phosphor und Arsen dadurch gegeben, dass gerade diese Stoffe im Körper für einige Zeit zurückgehalten werden, wie dies die bereits erwähnten Versuche von Orfila darthun, namentlich aber die Erfahrungen über Nachwirkung des Arsens, die ich an mir selbst gesammelt habe und die bei der therapeutischen Anwendung und bei den Arsenessern unleugbar zu Tage treten. Dieses Zurückhalten beruht nicht auf chemischer Bindung, weil Arsen mit den Albuminaten keine Verbindungen einzugehen vermag; somit bleibt nur die bereits erörterte Möglichkeit, an eine gleiche Art von Anziehung zu denken, wie die ist, durch welche namentlich die Phosphorsalze der Alkalien im Körper, speciell im Plasma zurückgehalten werden. Wenn die lebende Zelle, das lebende Plasma Moleküle von Arsen und Phosphor für eine gewisse Zeit zurückzuhalten vermag, während andere, vielleicht genau ebenso reizende Stoffe, entweder überhaupt nicht ins Plasma aufgenommen werden oder nur sehr kurze Zeit darin verweilen, dann wäre hierin der Unterschied in der Wirkungsweise hinlänglich begründet. Denn die Einlagerung von Phosphor und Arsen brauchte nicht einmal sehr lange zu dauern — vielleicht dauert dieselbe unter Umständen, bei Schwerkranken nur 24—48 Stunden —, um bei constanter Zufuhr des Stoffes allmählich deutliche Wirkungen zu erzeugen.

Die reizenden, die dynamischen Wirkungen von Phosphor und Arsen müssten nach dieser Vorstellung noch viel reiner, viel gleichmässiger sein als diejenigen einer Bacterienvegetation, und zwar aus dem Grunde, weil die einzelnen Bacterien im Gewebe, von denen die Reizwirkungen ausgehen, so klein deren Dimensionen sind, immerhin für die sozusagen mikroskopische Betrachtung als eine Reihe einzelner grösserer Centralherde sich darstellen; während die molecularen Wirkungen des Arsens und Phosphors von unendlich viel zahlreicheren und kleineren Punkten ausgehen, wodurch diese Wirkungen gleichmässiger und der Ernährung der Zelle noch weniger hinderlich sein müssen.

Ein wichtiger Punkt wurde bei allen bisherigen theoretischen Betrachtungen nicht erwähnt. Man wird fragen, ob es denn überhaupt erwiesen sei, dass Phosphor und Arsen direct auf die Zellen wirken, ob es nicht möglich sei, alle diese Wirkungen als indirecte Nervenwirkung, von Seite trophischer Nerven, aufzufassen? Diese Frage muss indess entschieden verneint werden. Abgesehen von allem anderen wissen wir aus den Versuchen G. Wegner's, dass die locale Einwirkung von Phosphordämpfen auf das Periost der Tibia wesentlich genau denselben Erfolg hat, wie die innerliche Darreichung des Phosphors. Die locale dynamische Wirkung tritt ein genau in dem Umfange, in welchem der Phosphor auf die Zellen direct zu wirken vermag, ohne centrale Nervenvermittlung, und gleichviel, welche Nervenbahnen von dieser localen Veränderung berührt und gekreuzt werden. Ebenso aber kennen wir beim Arsen seit ältesten Zeiten die locale entzündliche Wirkung an einer äusseren Applicationsstelle, wodurch ebenfalls bewiesen ist, dass die besondere Wirkung des Arseniks sich direct auf die Gewebszellen äussert, dass keine Vermittlung der Nerven hierzu erforderlich ist.

Wenn man für Personen, welche zu Tuberculose disponirt sind, den langdauernden prophylaktischen Gebrauch des Arsens vorschlägt, wie diess hier geschieht, so wird der Einwand erhoben werden können, es sei unter allen Umständen verwerflich, dem Menschen den constanten Gebrauch von Reizmitteln zu empfehlen. Obwohl dieser Einwand im allgemeinen, angesichts unseres Verhaltens gegenüber dem Alkohol, dem Caffeïn u. s. w., keine besondere praktische Tragweite besitzen dürfte, so ist es doch angezeigt, auf die theoretische Berechtigung dieser Auffassung mit einigen Worten einzugehen. Die stillschweigende Voraussetzung, welche bei jener Behauptung gemacht wird, besteht darin, das rein natürliche Verhalten müsse unter allen Umständen das richtige, ja selbst bei krankhaften Dispositionen das einzig förderliche sein.

Dem gegenüber lässt sich zunächst sagen, dass kein Mensch, wenigstens kein Culturmensch im Stande ist, sich vollkommen naturgemäss zu verhalten, d. h. so, wie sich der Mensch verhalten hat unter denjenigen Bedingungen, welche die phylogenetische Entwicklung des Menschengeschlechts ermöglichten. Weder kennen wir diese Bedingungen genau, noch können wir dieselben realisiren. Gesetzt aber den Fall, wir seien hierzu im Stande, so wäre es keineswegs sicher, dass sich das vorgesteckte Ziel dadurch erreichen liesse. Auch die Urmenschen können sehr wohl an Krankheiten speciell an Bacterienkrankheiten gelitten haben, sie können zu Zeiten massenhaft denselben erlegen sein. Wenigstens beweist uns das Beispiel der Thiere, die jetzt noch im natürlichen Zustande vor unseren Augen existiren, dass dieselben mindestens ebensosehr wie die Menschen zu Krankheiten disponirt sind. Gar nicht selten ereignet es sich, dass die Bewohner unserer Wälder durch grosse Bacterienepidemien zu Hunderten dahingerafft werden, und die Rinder der südrussischen Steppen, die daselbst so ziemlich im Urzustande verharren, fallen alljährlich in grossen Massen der Rinderpest zum Opfer.

Ein zweiter Gegengrund ist der, dass ohne alle Reizmittel überhaupt die Ernährung und somit die Existenz des Menschen unmöglich wäre. Alle Reizmittel haben allerdings bei übermässigem Gebrauche eine schädliche Wirkung. Mässig gebraucht aber sind sie zum Leben geradezu unentbehrlich. Wollte man dieselben grundsätzlich alle verbannen, so sähe sich der Mensch schliesslich nur mehr auf die chemisch reinen Nahrungsstoffe, reines Eiweiss, reines Stärkemehl, reines Fett angewiesen. Denn überall in unseren Speisen stecken Genuss- und Reizmittel, die in grösserer Menge schädlich werden können; gerade diese Genussmittel aber sind es, wie Voit überzeugend nachgewiesen hat, welche erst dem Gemisch von Nahrungsstoffen seinen Character als »Nahrung« verleihen. Selbst das Thier kann sich von dem Verlangen nach solchen Reizmitteln nicht frei machen; selbst das so wenig wählerische Kaninchen verhungert eher, als dass es ein Gemisch von chemisch reinen Nahrungsstoffen, ohne jede Zuthat von Geschmack verleihenden Genussmitteln zu sich nähme.

Die absolute Verwerfung der Genuss- und Reizmittel ist somit unmöglich. Aber, wird man sagen, alle diese in den Speisen vorhandenen Reizmittel sind solche, an die sich die Natur des Menschen von jeher, seit Urzeiten gewöhnt hat, während das Arsen dem Organismus durchaus fremd ist und daher nothwendig schädlich sein muss. Diese Schlussfolgerung wäre jedoch nur dann zwingend, wenn wir das Verhalten des Menschen seit Urzeiten wirklich kennen würden. Man nimmt allerdings gewöhnlich an, in den Bedingungen der Existenz der Organismen auf Erden habe sich seit Urzeiten nichts wesentliches geändert; es müsse auch heute noch dem Menschen, dem Thiere möglich sein, sich absolut naturgemäss, absolut normal zu verhalten. Alle die Krankheiten, die bösartigen Geschwülste, die Geistesstörungen etc., die ja keineswegs nur bei Menschen von misslicher oder schlechter Lebensführung, sondern sehr oft bei Gutgenährten, in den günstigsten Verhältnissen Lebenden vorkommen, nimmt man als ein lästiges, aber absolut nothwendiges, in der Natur begründetes Uebel und man behilft sich zur Erklärung ihrer Entstehung mit kleinlichen Gelegenheitsursachen. Noch niemand hat die Frage untersucht, ob es denn überhaupt dem Menschen noch möglich sei, sich absolut normal zu verhalten, ob nicht in den äusseren Existenzbedingungen auf der Erdoberfläche Veränderungen vor sich gegangen sein können, welche die Entwicklung, das Schicksal der Organismen überhaupt bereits in merklicher Weise beeinflussen. In den letzten Jahrtausenden allerdings dürften solche Veränderungen in irgend wahrnehmbarem Grade nicht erfolgt sein. Allein die Entwicklungsgeschichte der menschlichen Organisation, ihrer innern Anlagen und Eigenschaften reicht eben ungeheuer weit zurück. Offenbar müssen wir voraussetzen, dass damals, als die frühen Voreltern des Menschengeschlechts sich allmählich entwickelten, dass damals die innere Organisation mit den Existenzbedingungen in vollkommener Harmonie sich befunden habe. Aber folgt daraus der gewöhnlich gezogene Schluss, dass auch jetzt noch dies nothwendig der Fall sein müsse? Folgt dieser Schluss für alle Zukunft? Wenn es wirklich der Fall sein sollte, dass der Sauerstoffgehalt der Atmosphäre, wie viele Chemiker annehmen, wegen der Oxydation mancher allgemein verbreiteter Mineralien, namentlich des Eisens, in fortwährender allmählicher Abnahme begriffen sei, dürfen wir dann glauben, dass die menschliche Organisation mit solchen Veränderungen immer Schritt zu halten vermöge? Trotz aller Anpassungsfähigkeit, glaube ich, müsste hier nothwendig ein Zeitpunkt eintreten, wo dies nicht mehr möglich ist.

Aber der Sauerstoffgehalt ist keineswegs die einzige wesentliche Existenzbedingung. Die geologischen Thatsachen erlauben uns mit Wahrscheinlichkeit den Schluss, dass auch die Kohlensäuremenge der Atmosphäre in frühern Erdperioden, als die höhern thierischen Organismen sich entwickelten, als die thierische Organisation ihre eigentliche Ausprägung erhielt, eine höhere gewesen sei. Die ungeheuren Kohlenmengen der Steinkohlenflötze, die riesigen Mengen von Kohlensäure, welche von den Seethieren zum Bau ihrer Schalen verwendet werden, mussten einst als gasförmige Kohlensäure in der Atmosphäre existiren. Und wenn auch die Atmosphäre fortwährend durch Vulkane und Quellen Kohlensäure aus dem Erdinnern zugeführt erhält, so ist doch mit Sicherheit anzunehmen, dass diese Zufuhr früher eine noch viel bedeutendere gewesen sein muss.

Ohne mich auf diese Dinge, welche schwer eine zuverlässige Schätzung ermöglichen, näher einzulassen, möchte ich nur den einen wichtigen Schluss daraus hervorheben, dass die geläufige Annahme, der Mensch müsse sich auch heutzutage völlig normal, sozusagen ideal verhalten können, eine gänzlich willkürliche, gänzlich unbeweisbare ist. Wir wissen durchaus nicht, ob es der menschlichen Organisation möglich war, mit der Veränderung der äusseren Existenzbedingungen sich vollständig ins Gleichgewicht zu setzen. Wenn in früheren Erdperioden etwa ein höherer Kohlensäure- oder Sauerstoffgehalt constant auf die Thierorganismen einwirkte, dann wäre thatsächlich ein vordem vorhandener, ein vordem nothwendiger Reiz zu Verlust gegangen. Es ist daher ungerechtfertigt zu behaupten, dass, theoretisch genommen, die menschliche Organisation gar keines Reizes ausser den jetzt gewöhnlichen mehr bedürfe. Eine theoretische Behauptung in dieser Richtung ist meiner Ueberzeugung nach, da wir keine sicheren Anhaltspunkte besitzen, vorläufig einfach unmöglich.

Anhang.

I. Theorie der Lister'schen antiseptischen Methode.

Eine wissenschaftliche Theorie über die therapeutische Bekämpfung der Bacterienkrankheiten muss vor allem im Stande sein, die ausserordentliche und ganz unzweifelhafte Wirksamkeit des Lister'schen antiseptischen Verbandes zu erklären; sie muss im Stande sein, diese Thatsache mit ihren eigenen Annahmen in Uebereinstimmung zu bringen. Denn die Lister'sche Methode bildet das erste staunenswerthe Beispiel rationeller Vorkehrungen gegen die Pilzwirkungen; zum erstenmale tritt hier ein klarer, consequent verfolgter Gedanke an die Stelle blinden empirischen Umherirrens. Es wäre eine durchaus falsche und kurzsichtige Meinung, zu glauben, dass eine solche Thatsache etwa nur für die Chirurgie Bedeutung haben könnte, dass sie nicht für die Medicin im allgemeinen eine ungeheure Wichtigkeit haben müsste. Zum erstenmale sehen wir eine Bacterienaffection, wie es die Wundinfectionskrankheiten zweifellos sind, einfachen und bestimmten, auf aetiologische Erkenntniss begründeten Maassnahmen des Arztes gehorsam folgen, wir sehen ihre Erscheinungen sich mässigen und dann verschwinden, wir sehen endlich die Heilung mit Sicherheit herbeigeführt; und diese Thatsache sollte nicht die allergrösste Bedeutung beanspruchen müssen?

So gewiss nun diese Bedeutung feststeht, ebenso sicher ist es, dass bisher die Theorie d. h. das Verständniss der Lister'schen

Methode noch völlig im Argen lag. Unmöglich hätte sonst aus dem Erfolg dieser Methode der scheinbar zwar naheliegende, in der That aber gänzlich verfehlte Schluss gezogen werden können, es müsse die Anwendung antiseptischer Mittel bei Bacterienkrankheiten überhaupt, also auch die innerliche Anwendung solcher Mittel von günstigem Erfolge begleitet sein. Dieser Schluss ist zwar insoferne ganz richtig, als zwischen äusserlicher und innerlicher Anwendung durchaus kein principieller Gegensatz besteht; wenn auch bei äusserlicher Anwendung von Antisepticis nur einige wenige oberflächliche Zellenschichten des Gewebes direct getroffen werden, so muss doch bei diesen die Einwirkung wesentlich ebenso verlaufen wie sonst bei innerlicher Anwendung im Innern der Gewebe. Auch bei der äusserlichen Anwendung muss es sich daher zeigen, ob die Antiseptica nützlich sind oder schädlich. Auch in der Wunde besteht, wie im Innern eines mit Bacterien inficirten Gewebes, ein Concurrenzvorgang zwischen Gewebszellen und Spaltpilzen. Die frühere Meinung, wonach beim Lister'schen Verfahren alle Bacterien von der Wunde gänzlich ausgeschlossen seien, ist ja längst als unhaltbar aufgegeben.

Alle diese Folgerungen sind vollkommen unbestreitbar. Trotzdem jedoch wäre es gänzlich irrig zu glauben, der Erfolg des Lister'schen Verbandes beweise eine günstige Wirkung der Antiseptica auf Gewebszellen, die von Spaltpilzen befallen sind, eine direct günstige Wirkung auf inficirte Gewebe. Eine derartige Annahme ist ganz unmöglich, sowie man die Sache genauer betrachtet, sowie man die Lister'sche Methode einer strengeren wissenschaftlichen Prüfung unterzieht.

Die wesentlichen Maasnahmen beim Lister'schen Verbande, wenn durch denselben eine bisher unreine, septische Wunde geheilt, d. h. zunächst in eine aseptische umgewandelt werden soll, bestehen in folgendem:

1. Einmalige gründliche Desinfection der Wunde, d. h. Entfernung aller bereits zersetzten, pilzhaltigen Secrete und Desinfection der zurückbleibenden Reste derselben.

2. Vollständige Ableitung der neu sich bildenden Secrete aus der Wunde in das überdeckende antiseptische Verbandmaterial, eventuell durch Drains.

3. Absolute Fernhaltung von an Instrumenten, Drains etc. möglicherweise haftenden »Unreinigkeiten«, d. h. grösseren Spaltpilzmassen von der Wunde.

4. Möglichst genaue, d. h. anliegende Bedeckung der Wundfläche mit einem schützenden, impermeablen, nicht reizenden Stoffe, der die Wundfläche um ein weniges überragt und der den Secreten seitlichen Abfluss ermöglicht.

5. Ueberdeckung des ganzen mit einer reichlichen Schichte trocknen antiseptischen Verbandstoffes, dessen weite Maschen die rasche Aufsaugung der unter dem Protective oder aus den Drains hervordringenden Secrete ermöglichen, wobei diese Secrete zugleich vollständig desinficirt werden.

Eine Wunde, die nach diesen Regeln verbunden wird, und deren Verbandmaterial genügend oft, d. h. so oft dasselbe mit Secreten imprägnirt ist, erneuert wird, kann im allgemeinen bald aus dem septischen Zustand in den aseptischen übergeführt werden. Verschiedene hierbei nicht erwähnte Einzelheiten des Lister'schen Verbandes, wie z. B. Spray, Makintosh etc., können zwar im concreten Falle von Nutzen sein, ohne jedoch eine wesentliche Bedingung des Gelingens der Heilung darzustellen, wie dies aus dem weiteren sich ergeben wird.

Ueberblicken wir nun diese Hauptregeln des Lister'schen Verbandes, so zielen sie alle auf eines hinaus: die Wunde, die Gewebe der Wundfläche frei zu halten von allen Schädlichkeiten. Dies ist in der That der Grundgedanke der Lister'schen Methode, dies ist die unvergängliche theoretische Unterlage von Lister's grosser Entdeckung. Durch Pasteur hauptsächlich war man damals zu der Erkenntniss gelangt, dass die Ursache von Fäulniss und Zersetzung in niederen Organismen gelegen sei, dass diese Ursache nicht, wie man früher gemeint hatte, in den Geweben selbst gesucht werden dürfe. Folglich, so hatte Lister geschlossen, kann auch die Ursache der Wundfäulniss nicht in den Wunden selbst, in den Geweben der Wundfläche gesucht werden, sondern nur in äusseren Schädlichkeiten. Folglich müsse es zur Erzielung der Wundheilung genügen, alle diese Schädlichkeiten fern zu halten.

Diese Schädlichkeiten sind nun aber von zweifacher Art: Einmal die zersetzten Wundsecrete. In der That zielen auf die Vermeidung des Fauligwerdens der Wundsecrete alle die hauptsächlichsten von Lister angegebenen Regeln. Die Gefahr von Seite zersetzter Secrete liegt aber nicht in deren Pilzgehalt überhaupt; diese Meinung wäre ganz verfehlt, denn Bacterien sind ja offenbar in jeder, auch in einer aseptischen Wunde zugegen. Dieser Satz ist angesichts der ganz allgemeinen Verbreitung der Bacterien, angesichts ihrer hohen Widerstandsfähigkeit gegen chemische, antiseptische Einwirkungen u. s. w. ganz selbstverständlich und wird heutzutage von keiner Seite mehr in Zweifel gezogen. Darin also, dass überhaupt Spaltpilze in einer Wunde sich befinden, liegt an und für sich noch gar keine Gefahr. Nur dann wäre dies gefährlich, wenn eine Wunde sich gegen die Spaltpilze ebenso verhielte wie eine todte Nährlösung. Bei einer blossen Nährlösung genügt allerdings die minimalste Aussaat, um alsbald massenhafte Pilzentwicklung und Zersetzung einzuleiten. Bei einer Wunde aber ist dies im allgemeinen keineswegs der Fall, aus denselben Gründen, die auch im gesunden lebenden Körper eine geringe Aussaat von Fäulnissbacterien unwirksam machen. Auch die Zellen der Wundfläche zeigen das, was ich früher als »Widerstandsfähigkeit« bezeichnete; es sind Ursachen wirksam, welche die einfache Aufzehrung dieser Zellen durch die Spaltpilze unmöglich machen; es besteht somit auch hier ein Concurrenzvorgang.

Daraus ergibt sich nun eine wichtige Folgerung. Während bei einer blossen Nährlösung der schliessliche Effect der gleiche bleibt, ob einige wenige oder ob Millionen von Bacterien zur Aussaat gedient haben, während hier der anfängliche Unterschied durch die ungeheure Vermehrungsgeschwindigkeit der Spaltpilze in kürzester Frist wieder ausgeglichen wird, so ist dies ganz anders bei einem Concurrenzvorgange. Bei einem Concurrenzvorgange, wie wir ihn hier vor uns haben, fällt vielmehr die Zahl der Streiter auf der einen oder anderen Seite ganz ausserordentlich ins Gewicht. Die zersetzten Secrete wirken daher keineswegs durch ihren Pilzgehalt an sich, sondern durch die grosse Menge von Bacterien, welche in der Wunde zur Wirkung kommt, und ferner durch die grosse Quantität giftiger Zersetzungsstoffe, welche bei der Fäulniss der Secrete gebildet werden, und die nach den früheren Darlegungen die Widerstandsfähigkeit der Gewebszellen herabzumindern geeignet sind.

Genau dieselben Gesichtspunkte, wie im Innern der Gewebe und Organe, kommen somit auch bei demjenigen Concurrenzvorgange zwischen Gewebszellen und Bacterien in Frage, der an der Oberfläche eines Gewebes sich vollzieht. Auch hier ist es ein Zusammenleben verschiedenartiger Zellen, die sich gegenseitig in verschiedener Weise benachtheiligen. Dabei werden die Gewebszellen unterstützt durch ihren Zusammenhang mit dem lebenden Gewebe, wodurch sie fortwährend normale Nahrungssäfte zugeführt erhalten; ihre Widerstandsfähigkeit gegenüber den Spaltpilzen wird dadurch erhöht, die Imbibition mit den giftigen Gärungs- und Zersetzungsproducten beschränkt werden. Eines anderen Umstandes noch, der für die Widerstandsfähigkeit der Gewebszellen besonders günstig wirkt, werden wir später erwähnen. Die Bacterien aber werden unterstützt durch ihre Anzahl, die bei allen Infectionsversuchen stets eine wichtige Rolle spielt und die bei Gärungen überhaupt von entscheidender Bedeutung ist; ferner durch ihre giftigen Zersetzungsstoffe, welche die Widerstandsfähigkeit der Gewebszellen herabmindern.

Je massenhafter sich Spaltpilze in einer Wunde zu entwickeln vermögen, um so grösser wird die Gefahr ihres Obsiegens im Concurrenzvorgange. Eben darin liegt die schlimme Bedeutung stagnirender Secrete, die Gefahr »todter Räume«; darum verlangt Lister die gründlichste Drainage, die möglichst sorgfältige Anlegung des Silk protective an die Wundoberfläche. Denn in einem »todten Raume« besteht gar kein Hinderniss für die Vermehrung der Spaltpilze, während in unmittelbarer Nähe der Gewebsfläche die eigene Lebensthätigkeit der Gewebszellen ungünstig auf die

Spaltpilze zurückwirkt, namentlich durch Entziehung und Festhaltung des vorhandenen Ernährungsmaterials. Eben darin liegt auch die Forderung scrupulöser Reinlichkeit begründet, weil ein unreines Instrument etc. nicht nur überhaupt Bacterien, sondern geradezu Massen von Spaltpilzen, und vielleicht sogar von bereits angepassten septischen, besonders gefährlichen Pilzen, und ausserdem Zersetzungsstoffe auf die Wundfläche zu bringen vermag.

Aus dem gleichen Gesichtspunkte erklärt sich auch die Nothwendigkeit der Anhäufung reichlichen antiseptischen Materiales über der Wunde. Man hat allerdings gemeint, dies diene zur Abhaltung der aus der Luft stammenden Pilze. Allein hiervon kann im Ernste gar keine Rede sein; die Luftpilze sind viel zu wenig zahlreich gegenüber den in einer Wunde stets vorhandenen; sie sind auch im allgemeinen ihrer Natur nach viel harmloser als die in den Wunden selbst herangezüchteten Bacterien. Wäre jene Voraussetzung zulässig, so müsste auch durch eine bloss sterilisirte, im Dampfkessel pilzfrei gemachte Watte bei Wunden genau das gleiche erreicht werden können wie durch eine mit Salicylsäure imprägnirte, was durchaus nicht der Fall ist.

Die Bedeutung der Anhäufung antiseptischen Materiales über einer Wunde liegt daher ausschliesslich darin, jede Spur von Fäulniss und Zersetzung in den aus der Wunde hervordringenden Wundsecreten, die Bildung eines Fäulnissherdes mit massenhafter Pilzentwicklung in unmittelbarer Umgebung der Wunde unmöglich zu machen. Denn die Bacterienentwicklung würde sich selbstverständlich in die Wunde hinein fortsetzen, schon desshalb, weil bei geringen Bewegungen sehr leicht etwas von dem Secret in die Wunde zurücktreten kann. Es ist klar, dass in diesem Gesichtspunkte die Anwendung eines porösen, rasch aufsaugenden und stark antiseptischen Materiales und zugleich die Forderung einer absolut genügenden, je nach der Secretmenge sich richtenden, Quantität desselben inbegriffen sind.

Alles dieses bezieht sich aber nur auf die erste Reihe der durch Lister von den Wundflächen ferngehaltenen Schädlichkeiten. Es gibt noch eine zweite derartige Reihe, und das sind die Antiseptica selbst. Es wäre eine grosse Täuschung, zu glauben, das Lister'sche Verfahren bestehe in der Anwendung von Antisepticis auf Wundflächen, gewissermaassen in Ueberschlägen mit desinficirenden Lösungen. Jeder Chirurg weiss, dass gerade das Gegentheil hiervon wahr ist, dass Lister im Gegensatze hierzu die Antiseptica beinahe völlig aus der Wunde, aus der Berührung mit der Wundfläche entfernt hat. Jenes Missverständniss hat ehedem die Ausbreitung und Anerkennung des Lister'schen Verfahrens ungemein verzögert, weil alle Chirurgen wussten, dass Ueberschläge mit Carbolsäure etc. nichts nützen, sondern eher schaden, und weil man desshalb dem Lister'schen Verfahren, von dem man etwas ähnliches voraussetzte, von vorhinein mit Misstrauen entgegen kam.

In Wahrheit ist es nun aber gerade das Ziel der Lister-schen Methode, auch diese zweite, nothwendig vorhandene, weil zur Bekämpfung der Bacterien unentbehrliche Schädlichkeit für die Wundfläche ungefährlich zu machen. Lister hat sich von jeher auf das äusserste bemüht, die »Reizung« von seinen Wunden möglichst fernzuhalten und hat dieses Ziel hauptsächlich durch Anwendung des Silk protective ermöglicht. Nur im Anfange wird eine septische Wunde gründlich mit antiseptischer Lösung behandelt; von da an ist es durchaus verpönt, etwas anderes als den schwach antiseptischen Sprühregen mit der Wunde in Berührung zu bringen, und man sieht sehr gute Erfolge, wenn auch diese Procedur nur alle 2 oder 4 Tage oder noch seltener vorgenommen wird. In eine aseptisch gewordene Wunde dürfen durchaus keine grösseren Mengen von Antisepticis mehr hineinkommen, sonst tritt »Reizung« ein, und es ist Gefahr, gerade umgekehrt den früheren septischen Zustand wieder zu erhalten. Jeder Chirurg weiss, dass eine bereits reine Wunde durch einen Carbolumschlag sehr ungünstig beeinflusst wird, dass entzündliche Erscheinung und Eiterung von neuem sich einstellen.

Es ist daher klar und zweifellos, dass die Lister'sche Methode keineswegs einen günstigen Einfluss der Antiseptica auf inficirte Gewebe beweist; im Gegentheile hat auch Lister bei seinen Versuchen frühzeitig die Schädlichkeit einer solchen Einwirkung erkannt, und hat sich erfolgreich bemüht, dieselbe zu vermeiden. Das technische Problem, das im Lister'schen Verbande gelöst ist, bestand darin, Antiseptica zur Desinfection der Wunden anzuwenden, deren schädlichen directen Einfluss auf die Gewebe aber möglichst zu verhüten.

Obwohl nun hiermit die Lister'sche Methode als solche, d. h. deren Maassnahmen, erklärt sind, so bedarf der Wundheilungsvorgang unter dem Lister'schen Verbande dennoch einer weiteren Erläuterung. Alle die Vorkehrungen Lister's sind ja wesentlich negative, auf Abhaltung von Schädlichkeiten gerichtete. Es fragt sich, ob dies an und für sich zur Heilung einer Infection genügen könne. Ich glaube, dies ist nicht der Fall; ich halte den Wundheilungsvorgang beim Lister'schen Verbande für wesentlich gleichartig dem gewöhnlichen Wundheilungsprocesse, bei welchem die Granulationsbildung die grösste, die entscheidende Rolle spielt. Wir wissen von dem Granulationsgewebe, dass es anatomisch mit entzündetem Gewebe wesentliche Analogie zeigt; diese Analogie ist aber auch im physiologischen Verhalten ohne Zweifel gegeben. Schon früher habe ich nachgewiesen, es müsse dem Granulationsgewebe eine erhöhte Widerstandsfähigkeit gegenüber den Spaltpilzen zukommen. Die sichere chirurgische Erfahrung, dass frische Wunden, wenn man sie mit fauligen Flüssigkeiten verbindet, bis in eine gewisse Tiefe brandig werden, während gut granulirende eine derartige Behandlung ohne besonderen Nachtheil ertragen, dürfte, abgesehen von anderem, allein schon hierfür als genügender Beweis gelten.

Den Grund, aus dem die Granulationsdecke an der Oberfläche der Wunden sich bildet, kennt man nicht. Es wäre möglich, dass die blosse Berührung mit der Luft, vielleicht mit dem Sauerstoff derselben als genügender Reiz wirkte. Es wäre aber auch möglich, dass die reizende Wirkung der in jeder Wunde vorhandenen Bacterien mit ihren Zersetzungsstoffen bei der Granulationserzeugung sich betheiligte. Jedenfalls aber erscheint die Bildung des widerstandsfähigen Granulationsgewebes als ein ganz analoger und ebenfalls sehr zweckmässiger Vorgang wie das Eintreten des Entzündungsprocesses in inficirten Geweben.

Dieser zweckmässige Granulationsvorgang nun wurde von Lister insoferne ausgenutzt, als bei Abhaltung aller grösseren Schädlichkeiten das Granulationsgewebe seine besondere Widerstandsfähigkeit gegen die Bacterien in günstigster Weise geltend zu machen vermag. Die Granulationsbildung stellt in der That eine antiseptische Wirkung dar im Innern der Wunde, aber eine antiseptische Wirkung, die keine so schlimmen Nebenfolgen hat, wie jene der chemischen Antiseptica. Die Granulationsbildung stellt die unerlässliche Vorbedingung dar zum Gelingen der Lister-schen Methode; der Lister'sche Verband erlaubt nur die reinste Ausbildung des Granulationsgewebes, die kräftigste Entfaltung seiner Widerstandsfähigkeit gegen die Bacterien. Diese Widerstandsfähigkeit aber ist hier wie überall die Vorbedingung zum Gelingen der Heilung; wenn diese Widerstandsfähigkeit gänzlich fehlt, wie z. B. so oftmals bei Diabetes mellitus, dann ist alle Kunst des Lister'schen Verbandes vergeblich.

---

2. Die Schrift Heim's über den Arsenik als Fiebermittel.

Im nachfolgenden bringe ich die kleine Schrift Heim's über den Arsenik als Fiebermittel zum Abdruck, weil dieselbe in verschiedener Hinsicht verdient, der Vergessenheit entrissen zu werden. Was Aberglaube und Voreingenommenheit gegen dieses vorzügliche Hülfsmittel der Therapie gesündigt haben, kann nicht deutlicher gezeigt werden als durch eine Lectüre dieser einfachen und ungeschminkten Beobachtungen.

Der Arsenik als Fiebermittel.

Erfahrungen über den Nutzen und Anweisung zu einer zweckmässigen Anwendungsart desselben.

Von **Dr. Ernst Ludwig Heim,**

Königl. Preuss. Geheimen Rathe, Leibarzt Sr. Kgl. Hohheit des Prinzen Ferdinand von Preussen, und praktischen Arzte in Berlin.

(Aus Horn's Archiv für medicinische Erfahrung besonders abgedruckt.)

Berlin, bei Julius Eduard Hitzig 1811.

Wenn ich mir erlaube, über den Nutzen des Arseniks in Wechselfiebern, dieses ebenso alten, wie verrufenen Fiebermittels, meine Erfahrungen mitzutheilen, so glaube ich durch die Wichtigkeit des Gegenstandes, welcher durch die Zeitumstände ein doppeltes Interesse gewinnt, hierzu aufgefordert zu sein. Gerne möchte ich hierbei eine dreifache Absicht erreichen:

1. Wünschte ich durch Mittheilung der Resultate meiner Erfahrungen hierüber diejenigen, welche die Wirksamkeit dieses zweideutigen Mittels zwar zugeben, aber zu ängstlich sind, dasselbe in der Praxis anzuwenden, zu überzeugen, dass seine Anwendung ohne Bedenken geschehen kann, und sie zu derselben zu ermuntern.

2. Möchte ich denen, welche mit dem in Frage stehenden Gegenstande noch weniger bekannt sind, einige wissenswürdige Thatsachen vorlegen, welche einer weiteren Beachtung und Anwendung nicht unwürdig zu sein scheinen. Endlich möchte ich

3. die entschiedenen Feinde dieses Mittels, denen die Begriffe: Arsenik, Vergiftung, Tod als Synonimen gelten, mit diesem Mittel befreunden, und wenn mir das nicht gelingen sollte, sie an die Billigkeit erinnern, die Aerzte, welche den Gebrauch dieses Mittels sich erlauben, nicht schlechthin zu verdammen, und über das Verfahren derselben im Publicum nachtheilig reden zu dürfen.

Es sei mir erlaubt, bei dieser Erörterung nur allein bei dem zu verweilen, was eigene und wiederholte Beobachtung hierüber mich lehrte. Ich kenne mehrere praktische Aerzte, die ich schätze, welche dieses Mittel schon längst bei Wechselfiebern anwandten, die aber die Vorsicht gebrauchten, dasselbe selbst zu dispensiren, und so es ihren Kranken zu verbergen. Es gibt sogar manche Gegenden in Deutschland, wo der Arsenik als Fiebermittel schon seit langer Zeit als vorzüglich nützlich eingeführt ist. Hiervon abstrahirt, will ich auch die Autoritäten mehrerer, zum Theil durch ihren Ruf bekannter Aerzte, die ich anführen könnte, um meinen Vorschlägen einen besseren Eingang zu verschaffen, auf sich beruhen lassen. Theils ist es wahr, dass andere geachtete Schriftsteller sich entschieden dagegen erklärt haben, theils hege ich die Ueberzeugung, dass in so wichtigen Angelegenheiten der Praxis eigene, feste Erfahrung ungleich mehr entscheide, wie die Autorität berühmter Gelehrten.

So sehr auch die Lobsprüche sich häuften, welche, besonders seit den letzten Jahren, von italienischen, französischen, englischen und deutschen Aerzten über dieses Mittel verbreitet wurden, so vermochten diese doch nicht, mich zu dem Gebrauche desselben zu bestimmen. Im Besitze so vieler Mittel, welche mit ebenso grossem Nutzen wie Sicherheit in Wechselfiebern angewendet werden können, hielt ich es für unpassend, zu einem so heroischen Mittel zu greifen, so häufig auch die Fälle wurden, in denen die neuerlich so warm empfohlenen Surrogate der China, durch Täuschung meiner Erwartung, mich in Verlegenheit setzten. Das Misslingen der Kur meiner Wechselfieberkranken wurde immer häufiger, die Fälle von Recidiven wurden frequenter. Endlich fühlte ich mich gedrungen, mit diesem zweideutigen Mittel Versuche anzustellen, wobei ich glaube, dass die Gründe, die mich dazu veranlassten, triftig genug sind, um mich zu rechtfertigen.

Erstlich. Der enorme und immer höher steigende Preis der China, der selbst von den besseren Ständen kaum erschwungen werden konnte, wurde endlich für die Unbemittelten und Armen ganz unerträglich. Sorgfältig suchte ich daher nach einem wohlfeileren Surrogate. Ich machte Versuche über Versuche. Ich erkundigte mich genau nach dem, was Andere hierüber entdeckt zu haben glaubten. Aber

Zweitens, alle meine Hoffnungen, ein wirksames und zuverlässiges Surrogat der China zu entdecken, wurden vereitelt. So stellte ich eine namhafte Menge von Experimenten an, aber leider fand ich kein Mittel, welches die Stelle der kostbaren Chinarinde hätte ersetzen können. Die Unterdrückung des Fiebers erfolgte theils zu langsam, theils zu unsicher, und wenn sie auch dann und wann gelang, so gehörte die Wiederkehr des Paroyismus doch zur täglichen Ordnung.

Leider kann ich von den fiebervertreibenden Wirkungen aller theils schon ehemals, theils erst neulich empfohlenen Mittel aus den verschiedensten Klassen des Arzneivorraths nicht Besseres rühmen. Keines leistete nur zum Theil so viel, wie die lauten Empfehlungen mehrerer berühmter Aerzte mich erwarten liessen. Ich stellte eine Menge von Versuchen damit an, und zwar bei den verschiedensten Formen der Wechselfieber, in Hinsicht des Typus, des Alters und sonstiger Verschiedenheit. Aber der Erfolg war bei weitem nicht so günstig, wie er hätte sein müssen, um diese Mittel als Stellvertreter jener kostbaren, ausländischen Arznei zu betrachten.

So versuchte ich dann in einer Menge von Fällen nach einander: die bitteren Pflanzen, theils in Substanz, theils im Extracte und Decocte, als Absinthium, Trif. fib. Gentiana, Centaurium minus, Card. benedict., Calam. aromat., rad. Caryophyll., Pb. Tanacet., flores Chamomillae, rad. Valerian sil., rad. hilosellae, cort. Cascarillae, den Pfeffer, Nux moschat., dann die Narcotica, als Opium, Nux vomica, Belladonna, Hyoscyamus etc., den Salmiak, den Eisensalmiak, die ätherischen Oele, den Schwefeläther, den Goldschwefel, den versüssten Merkur, die Vesicatoria, die warmen Bäder, den thierischen Leim, den gebrannten und rohen Kaffee etc. etc.

Ich leugne nicht, dass manche Mittel in einzelnen Fällen etwas leisteten, dass manche Kranke durch sie geheilt wurden. Aber die Kur der meisten dauerte gemeiniglich viel zu lange, und die Fieberanfälle kehrten in der Regel hartnäckig wieder.

So glaubte ich manche geheilt zu haben, welches aber nicht der Fall war, weil sich nach 14—21 Tagen, und noch später, Recidive einfanden. So schleppte sich die Behandlung bei manchen eine lange Reihe von Wochen, ja Monaten hin, und endlich entstanden allerhand Nachkrankheiten, Geschwulst der Füsse und des Bauches, Kachexie und andere wichtige Verwicklungen, deren Bildung jene Mittel nicht verhüten konnten. Wie wenig fand ich da von dem bestätigt, was andere Aerzte von diesen Mitteln gerühmt hatten. Die Fälle, in denen sie halfen, konnte ich fast als Ausnahmen von der Regel betrachten.

So wuchs meine Verlegenheit, je mehr sich neue Wechselfieberkranke bei mir meldeten. Ich sah mich gezwungen, meine bisherige Heilmethode zu verlassen, und auf einem andern Wege meinen Kranken Hülfe zu verschaffen. Bis zur Entdeckung besserer Mittel musste ich nun den Gebrauch der kostbaren China-Rinde aufs neue anfangen, fand aber zu meinem grössten Bedauern, dass auch dieses Mittel seit den letzten Jahren seinen alten Ruf nicht mehr bewährte, ja dass selbst ein reichlicher und fortgesetzter Gebrauch der Rinde, aus den zuverlässigsten Apotheken genommen, auf das feinste gepulvert, allein oder mit zweckmässigen gewürzhaften Zusätzen angewandt, häufig ohne entschiedene Wirkung blieb. Ebenso unwirksam zeigten sich das Duclos'sche und Glockengiesser'sche Mittel, welche beide China enthalten. Ich würde ermüden, wenn ich nur die wichtigsten Beobachtungen über dieses Nichtwirken der China und über das Misslingen, durch dieses Mittel die Rückfälle abzuhalten, mittheilen wollte. Soviel ist gewiss, dass eine Menge von Individuen aus den verschiedensten Ständen, von verschiedenem Alter, mit mannigfaltigen Formen des Wechselfiebers behaftet, mit diesem Mittel nicht geheilt werden konnten; so häufig und so lange sie auch von demselben Gebrauch machten, und zugleich auch den diätetischen Verordnungen folgten, welche ich ihnen vorschrieb. Unter diesen befanden sich sogar mehrere Freunde und Anverwandte, für deren baldige Heilung ich mich doppelt interessirte. Es ist unglaublich, und doch um nichts übertrieben, dass manche dieser Kranken mehrere Pfunde China nach und nach verbrauchten, ohne dass sie ihr Fieber ganz verloren. Denn, wenn dies gleich bei manchen der Fall war, so gab es doch noch viel mehrere, bei denen häufige Recidive eintraten, und wo die Krankheit sich halbe Jahre lang hinzog, so dass endlich Geschwulst und Kachexie hinzukamen.

Alle diese Umstände veranlassten mich, nach einem anderen, neuen und kräftigeren Mittel zu suchen, und so verfiel ich auf den Arsenik, welcher seit kurzem von so Vielen laut gerühmt wurde und dessen Wirkungen beim Wechselfieber ich bisher durch eigene Erfahrung noch nicht kennen gelernt hatte. Ich entschloss mich daher, fürs erste einige Versuche bei armen Kranken, besonders bei Landleuten, anzustellen. Ich erinnerte mich hierbei an den unter den Landleuten meines Vaterlandes fast allgemein eingeführten Gebrauch, das Wechselfieber durch Arseniktropfen zu heilen. Ich wusste, dass mein Vater, der dort Landprediger war, oft davor gewarnt hatte, obgleich ihm die Bemerkung nicht entging, dass dieses zweideutige Mittel doch schon so manchen ohne bemerkbaren Nachtheil vom Fieber befreit habe. So hörte ich schon früh von glücklichen Wechselfieberkuren, die ich zwar nicht begreifen, aber eben so wenig bezweifeln durfte, da sie sich von so vielen Seiten her bestätigten.

Ausserdem erfuhr ich, dass in manchen Gegenden von Deutschland, z. B. in der Priegnitz, in Schlesien, schon seit einer langen Reihe von Jahren die Arseniktropfen als Fiebermittel in Gebrauch wären. Mehrere glaubwürdige Aerzte bestätigten die guten Wirkungen dieses Mittels, und sahen sich veranlasst, dem Beispiele der Landleute zu folgen, und dieses Mittel selbst in der Stille zu dispensiren. Die Klagen, die manche Kreisphysici darüber eingesandt haben, sind bekannt genug geworden; ja man hat mehrere, welche den Gebrauch dieses Mittels sich erlaubten, in Strafe genommen. Mit Uebergehung mancher anderen Aerzte, die ich als solche nennen könnte, welche sich von den heilsamen Wirkungen des Arseniks in Wechselfiebern selbst überzeugten, will ich nur einen Einzigen namhaft machen, nämlich den jetzt sich hier in Berlin befindenden Herrn Regimentschirurgus Wolfram, den ich als einen glaubwürdigen, gescheidten und erfahrenen Arzt schätze. Dieser Mann hat mich versichert, dass er seit 20 Jahren eine sehr zahlreiche Menge von Wechselfieberkranken in Deutschland und Polen einzig und allein mit Arsenik geheilt habe, ohne die nachtheiligen Wirkungen zu bemerken, welche andere von diesem Mittel erwartet hatten. Wenn ich alles dies zusammen nahm, so durfte ich glauben, dass es sich doch wohl der Mühe verlohne, durch eigene Versuche zu erforschen, was bei dieser Sache wahr, und was dabei falsch und übertrieben sein möchte.

So fing ich denn etwa vor anderthalb Jahren meine ersten Versuche mit dem Arsenik an. Ich wählte dazu die verschiedensten Fieberkranken. Keine Form des Typus wurde hiervon ausgeschlossen. Selbst Schwächliche, Versäumte, mit anfangenden Wassersuchten behaftete Wechselfieberkranke mussten dieses Mittel nehmen, und unter diesen befanden sich nicht bloss arme, denen der fernere China-Gebrauch zu kostbar wurde, sondern auch manche aus den besseren Ständen, denen die China nichts geholfen hatte und von denen mehrere von mir selbst erfuhren, dass das ihnen nun verordnete Mittel Arsenik sei. Ja selbst bei Kindern wandte ich das neue Mittel an. Der Erfolg war günstig! Die anfangs gefürchteten üblen Folgen traten nicht ein, und ich erreichte meine Absicht vollkommen. Das schnelle Gelingen dieser ersten Proben machte mich dreister. Ich vermehrte die Zahl der Versuche und zähle jetzt zwischen 3 bis 400 Individuen, welche allein durch Arsenik von ihrem Wechselfieber geheilt wurden, unter denen viele sind, welche durch den Cortex nicht geheilt werden konnten. Nach diesen zahlreichen Beobachtungen glaube ich die Wirkungen dieses Mittels durch eigene Erfahrung hinreichend kennen gelernt zu haben, um dasselbe als ein febrifugum nicht bloss zu toleriren, sondern bei der jetzigen Lage der Dinge den praktischen Aerzten bestens zu empfehlen.

Die meisten meiner Kranken, welche nach meiner Vorschrift den Arsenik nahmen, verloren in der Regel in kurzer Zeit ihr Fieber, und hierunter befanden sich manche, welche an Quartanfiebern litten, mit denen sie sich schon lange geschleppt hatten. Ganze Familien, sowohl hier in Berlin, wie besonders in der Nachbarschaft auf dem Lande, bei denen das Fieber schon Monate lang einheimisch war, wurden mit ihren Kindern, Gesinde u. s. w., obgleich manche schon unendlich lange gelitten hatten, schnell durch dieses Mittel geheilt. So heilte ich auf diesem Wege eine Menge von Quotidian-, Tertian- und Quartan-Fiebern, von denen manche schon sehr eingewurzelt waren, andere bereits Kachexie und Wassersucht zur Folge gehabt hatten. Auch bei Subjecten dieser Art wich das Fieber im ganzen schnell und kehrte nicht wieder zurück, wo dann die fortdauernde Wassersucht durch die bekannten Diuretica beseitigt wurde.

So wurde der Zweck, den ich bei Anwendung dieses Mittels zu erreichen strebte, über meine Erwartungen glücklich erfüllt. Aber, wird man fragen, entstanden keine üblen Nebenwirkungen, keine verdächtigen Zufälle, keine Nebenkrankheiten? — Bei der Vorsicht, mit der ich besonders im Anfange bei diesen wichtigen Versuchen zu Werke ging, liess ich es an genauer Aufmerksamkeit nicht fehlen. Ja ich war anfangs ängstlich genug, um ungünstige Nebenwirkungen zu erwarten, und in Zeiten auf zweckmässige Vorkehrungen zu denken; aber alle diese gefürchteten, bösen Folgen traten in der That bei keinem ein. Die Kranken befanden sich wohl bei dem Gebrauche dieses Mittels. Sie behielten ihre Esslust, verloren ohne üble Nebenwirkung ihr Fieber und wurden eben dadurch gesunder und kräftiger, als sie vor dem Gebrauche des Arseniks gewesen waren. Ich könnte eine Menge von Individuen nennen, die sich hier in Berlin befinden, und die ich häufig wieder sah, nachdem ich sie vor mehreren Monaten oder vor einem Jahre durch Arsenik von ihrem Fieber befreite.

Die Feinde dieses heroischen Mittels würden nach dem kräftigen und munteren Ansehen dieser ehemaligen Kranken es kaum glauben, dass sie dieses vorzügliche Wohlbefinden einer Arsenikkur verdanken! Es ist in der That nicht übertrieben, mehrere von diesen sind gesunder und stärker geworden, als sie vorher waren.

Sollte es möglich sein, sollten andere unleugbare Erfahrungen vorhanden sein, welche beweisen, dass nach dem innern Gebrauche des Arseniks unter einer Larve von völligem Wohlbefinden wichtige Fehler in edlen Eingeweiden entstehen, dass noch Jahre nachher sich wichtige Krankheiten entwickeln könnten, welche diese angeblich verwegenen Giftkuren bestraften? — Ich kenne diese Erfahrungen nicht; vielmehr gestehe ich, dass mich meine eigenen Beobachtungen über diese theoretisch gedachten Besorgnisse beruhigten, welche mehrere berühmte und verdienstvolle Aerzte hierüber geäussert haben.

Einige haben behauptet, der Arsenik vertreibe zwar das Fieber, bringe aber die Wassersucht hervor. Der häufige Gebrauch dieses Mittels bei den Landleuten, z. B. in Schlesien, aus dem nicht selten ein Missbrauch geworden sein mag, scheint diese Annahme zu bestätigen. »Es leide keinen Zweifel, behaupteten manche, dass nicht wenige von denen, welche sich durch Arsenik das Fieber vertrieben, noch späterhin an der dadurch erregten Wassersucht stürben.« Ich gebe zu, dass hieran etwas wahr sei. Sterben aber nicht mehrere an der Wassersucht, welche vorher das Wechselfieber hatten, ohne dass sie Arsenik nahmen? Sterben nicht viele an dieser Krankheit, welche während des vorhergegangenen Wechselfiebers zweckmässige Fiebermittel, z. B. bittere Extracte, gewürzhafte oder gerbstoffhaltige Rinden, ja selbst die China nahmen? — und gibt es nicht noch jetzt eine Menge Aerzte und Nichtärzte, welche die Entstehung der Wassersucht nach dem Wechselfieber dem zu freigebigen oder unzeitigen Gebrauche der China zuschreiben? Ich glaube daher nicht, dass der Arsenikgebrauch für sich die Wassersucht hervorbringe; vermuthe indess, dass er allein, wie gross seine fiebervertreibende Kraft auch sein mag, der Entwicklung der Wassersucht nach dem Wechselfieber nicht vorbeugen könne, was von einem zweckmässigen und hinreichend fortgesetzten Gebrauche der China viel eher gelten möchte. Es mag daher zweckmässig sein, in lange versäumten Fällen von Wechselfieber, bei denen eine Anlage zu Wassersucht stattfindet, nach der durch Arsenik bewirkten Entfernung des Fiebers eine angemessene Nachkur mit bittern, gewürzhaften und Urin treibenden Mitteln folgen zu lassen. Aber hier den Arsenik als eine positiv hydrogenetische Schädlichkeit anzuklagen, möchte ebensowenig gerechtfertigt werden können, wie desshalb die China zu beschuldigen, welche die Wassersucht nicht verhüten konnte, weil man sie zu kärglich gebraucht hatte.

Wenn daher eine vollkommen wirksame China, wie wir sie sonst hatten, in dieser Hinsicht wohl Vorzüge vor dem Arsenik hat, so weiss ich doch dafür auf der anderen Seite etwas sehr Gutes vom Arsenik zu rühmen, welches sich von der China-Rinde, so wie sie seit den letzten 5 Jahren bei uns käuflich war, nicht rühmen lässt. Ich habe nämlich in dieser Zeit gefunden, dass die Hälfte, wo nicht zwei Drittheil von denen, welche durch diese Rinde ihr Fieber verloren hatten, bald früher, bald später Recidive bekamen, welche in der Regel sich häufig wiederholten und die vollständige Heilung der Krankheit unendlich erschwerten. Dahingegen fand ich, dass bei weitem nicht so viele von denen, welche mit Arsenik behandelt wurden, einem Rückfall ausgesetzt waren. Dass diejenigen Fälle von Recidiven hier nicht hergerechnet sind, die bei den Individuen so häufig entstehen, welche sich fast beständig einer feuchten kalten Luft und dem Zuge aussetzen mussten, z. B. Kutscher, Fuhrleute, Lohgerber, Weissgerber, Färber, Wäscherinnen, Köchinnen u. s. w., ist kaum zu bemerken nöthig, da bei diesen, ungeachtet der besten Mittel, Recidive entstehen müssen, so lange, zumal bei ungünstigen Jahreszeiten, jene Aussenverhältnisse fortdauern. Ich bin gewiss, dass mehrere Praktiker unserer Gegend und wahrscheinlich auch anderer Gegenden von Deutschland, meine Klagen über die Kraftlosigkeit unserer jetzigen China rücksichtlich Vorbeugung der Recidive, gerecht finden werden, und dass ich den Arsenik nicht über die Gebühr lobe, werden sie finden, sobald sie seine Wirksamkeit durch eigene Erfahrung kennen gelernt haben.

So glaube ich durch eigenes häufiges Selbstsuchen gefunden zu haben, dass der Arsenik die Wechselfieber nicht bloss schnell, sondern auch sicher und so heile, dass kein anderer wichtiger Nachtheil aus seiner Anwendung erwachsen könne.«

[Es folgt nun ein Abschnitt über die Dosirung, aus welchem hervorgeht, dass Heim den Arsenik in einer der Fowler'schen Solution ähnlichen Lösung und zwar in Gaben von 10 — 20^{mg} per Tag, ausnahmsweise bis 30^{mg} bei Erwachsenen gereicht hat.]

Anhang. Mehrere Aerzte, sowohl hier in Berlin, wie in Potsdam, mehrere Aerzte auf dem Lande in der Nachbarschaft, und eine namhafte Zahl von achtungswerthen Militärärzten sind seit Jahr und Tag meinem Beispiele gefolgt und stimmen allgemein darin überein, dass der Arsenik als Fiebermittel die grösste Aufmerksamkeit verdiene, und wenn er vorsichtig angewendet werde, sicherer wie die meisten übrigen Surrogate zum Zweck führe. Auch hat dieses Mittel in hiesiger Gegend bereits einen solchen Ruf bekommen, dass ich seit langer Zeit eine bedeutende Menge dieser Fiebertropfen, die ich bei dem geringen Preise, die sie haben, gratis vertheilte, nach den verschiedensten Gegenden habe versenden und damit aushelfen müssen, da es mir nicht gleichgültig schien, wo und wie dieses heroische Mittel dispensirt und verwendet werde. Von den verschiedensten Orten her habe ich so eine Menge empfehlender Zeugnisse für die grosse Wirksamkeit dieses Mittels erhalten, denn fast alle stimmen darin überein, dass das Wechselfieber schnell danach verschwunden sei, und dass die Kranken, die vorher sich lange damit schleppen mussten, sich so wohl danach befanden, wie sie lange vorher sich nicht befunden hatten.

Ich könnte zum Beweise meiner oben geäusserten Behauptung eine Menge von Beobachtungen erzählen, wenn ich nicht fürchten müsste, zu weitläufig zu werden.

Vor 2½ Jahren litten meine eigene Frau, 4 meiner Töchter von 12 bis 25 Jahren und meine Köchin, einige 30 Jahre alt, an Wechselfiebern, deren Heilung auf dem gewöhnlichen Wege durchaus nicht gelang. Sie nahmen die beste rothe Chinarinde lange Zeit hindurch in grosser Menge. Die Anfälle blieben öfters aus, kamen aber eben so oft wieder zurück, und es dauerte wohl ein halbes Jahr, ehe sie von dieser Krankheit befreit wurden. Im vergangenen Frühling bekamen sie aber sämmtlich das Wechselfieber wieder. Ohne Bedenken gab ich ihnen nun Arsenik, und dieser wirkte jetzt so gut, dass sie alle das Wechselfieber verloren und dass kein Rückfall eintrat. Jetzt (Nov. 1810) befinden sie sich sämmtlich wohl.

Bei einer namhaften Anzahl von Kranken aus den vornehmeren Ständen, von denen es die meisten wussten, dass sie den Arsenik nahmen, half dieses Mittel schnell und sicher, nachdem die China ohne Erfolg vorher angewandt war. Die Frau Präsidentin von Gerlach allhier litt ebenfalls vor 2 Jahren an einem Tertianfieber, welches lange Zeit fortdauerte, obgleich die beste China reichlich gegeben war. Nachdem die Paroxysmen ausblieben, dauerte eine grosse Schwäche fort. Im vergangenen Frühling kehrte das dreitägige Fieber aufs neue zurück. Da die unsichere Wirksamkeit der China dieser Dame schon bekannt war, so liess sie sich den Gebrauch des Arseniks gern gefallen. Schon eine geringe Gabe dieses Mittels war hinreichend, sie vom Fieber zu befreien. Jetzt, nachdem 7 Monate verflossen sind, befindet sie sich vollkommen wohl, ohne diesmal einen Rückfall erlitten zu haben.

Die Tochter des Herrn Hauptmanns von Jena, ein Kind von 9 Jahren, der Liebling seiner Eltern, bekam vor einem Jahre den Stickhusten, der so heftig wurde und so lange anhielt, dass eine wahre Lungenschwindsucht zu befürchten stand. Ein viertel Jahr darauf bekam sie ein Tertianfieber. Zur Zeit des Stickhustens verhinderte zwar ein mehrmaliges Anlegen der Blutegel den Eintritt einer vollständigen Lungensucht, aber die später eingetretene Intermittens konnte durch kein Chinapräparat, weder durch das Pulver, noch durch das Decoct, noch durch das Extract unterdrückt werden. Endlich, da ich fast alle Hoffnung zur Rettung dieses Kindes aufgegeben hatte, schritt ich zum Gebrauch des Arseniks. Zu meinem grossen Vergnügen bemerkte ich, dass das Wechselfieber in kurzem unterdrückt wurde. Auch wurde der Husten geringer und seit 3 Wochen befindet sich dieses Kind vollkommen wohl und munter.

Da es in der ganzen Natur keinen Körper gibt, der als ein absolutes Gift betrachtet werden könnte, so lässt sich dies auch nicht vom Arsenik behaupten. Die Erfahrung hat es jetzt ausser Zweifel gesetzt, dass dieses sogenannte Gift, in ausserordentlich kleinen Gaben und mit der grössten Vorsicht angewandt, zu einem äusserst wohlthätigen Heilmittel werde. Dasselbe gilt auch umgekehrt von den an sich noch so unschädlichen Arzneikörpern, die sich alle in dem Maasse missbrauchen lassen, dass sie zu lebensgefährlichen Giften ausarten. Kein gewissenhafter Arzt wird die ehemaligen Gebrauchsarten des Arseniks gegen Krebs u. s. w. unbedingt in Schutz nehmen, obgleich es schon mehreren Aerzten bisher gelang, dieses heroische Mittel in dieser schrecklichen Krankheit mit einer solchen Vorsicht darzureichen, dass dasselbe wesentlich hülfreich wurde. Wenn man sich des Arseniks als eines Fieber vertreibenden Mittels mit der empfohlenen Vorsicht bedient, so wird man keine üblen Folgen danach wahrnehmen. Ich fand einige Kranke, welche sich erbrachen, wenn sie einige Tropfen mehr nahmen, als sie nehmen sollten. Diese mussten in der Folge nur etwas weniger nehmen, um das Mittel eben so gut wie die übrigen zu vertragen. Bei sehr Vielen, welche das Wechselfieber nach dem Arsenik verloren, zeigte sich das Gesicht einige Tage lang geschwollen. Diese Aufgedunsenheit verliert sich aber von selbst und nie habe ich nöthig gehabt, etwas dagegen zu verordnen. Ein Mann, der gegen meine Verordnung anstatt 6 Tropfen wohl 40 Tropfen auf einmal genommen hatte, bekam heftiges Erbrechen und nachher ein starkes Nasenbluten. Ob dieses als Wirkung des Arseniks, oder als Wirkung der Anstrengung beim Erbrechen zu betrachten gewesen sei, kann ich nicht entscheiden. Sollten andere Aerzte vom Gebrauche des Arseniks in Wechselfiebern nachtheilige Wirkungen gesehen haben, so würde die öffentliche Bekanntmachung solcher Wahrnehmungen sehr wünschenswerth sein.

Die Besorgniss einiger Aerzte, dass der Arsenik zwar das Fieber vertreibe, aber dafür desto grössere Zerstörungen der Organisation, die sich oft erst nach Jahren zeigen, hervorbringe, scheint die Erfahrung nicht zu bestätigen. Es gibt schon viele Individuen, welche vor einer Reihe von Jahren durch den Arsenik von ihrem Wechselfieber befreit wurden, und dennoch sich einer vollkommenen Gesundheit erfreuen. Sollte es möglich sein, dass die vermeintlich traurigen Folgen des Arsenikgebrauchs noch viele Jahre später eintreten, und dass ein Individuum sich eine Reihe von Jahren nur scheinbar wohl befinden könne? Welche Thatsachen haben diese Ansicht bestätigt? Könnte es wichtige organische Verletzungen innerer Eingeweide geben, welche, Jahre lang dem ärztlichen Blicke sich entziehend, erst in später Zukunft zu einer fürchterlichen Entwicklung reiften?

Gewiss würden sich ohne grosse Mühe eine bedeutende Menge von Fällen sammeln lassen, welche beweisen, dass der vorsichtige Gebrauch des Arseniks als Fiebermittel der Gesundheit nicht im mindesten schadete. In vielen Gegenden von Deutschland hat man seit 50 und mehreren Jahren diese Arznei als Fiebermittel benutzt, und so gibt es unstreitig Individuen genug, welche noch jetzt der besten Gesundheit sich erfreuen, ob sie gleich vor 5—10, 20 Jahren sich der arsenikalischen Fiebertropfen gegen ihr Wechselfieber bedienten. Um nur einige Fälle dieser Art anzuführen, nenne ich nur einige Personen, welche der Stadtchirurgus Herr Schmidt in Wittstock und sein Vater seit 60 Jahren in der Priegnitz und in dortiger Gegend durch Arseniktropfen vom Wechselfieber glücklich geheilt haben. Diese Tropfen, welche nach folgender Composition bereitet wurden:

R. Pulv. Arsenici alb.
Sal. tartari pur. ana drachm. I.
coq. in Aq. font. destill. q. s. ad sol.
colat. unc. VI add.
Elix. amar. drachm. II.

M. d. s. Ausser dem Fieber täglich einmal drei Tage nach einander höchstens 18 Tropfen davon zu nehmen etc., ererbte er von seinem Vater als Arcanum, mit welchem derselbe eine grosse Menge von Wechselfieberkranken glücklich und für die Dauer heilte. Die eigenen Versicherungen des Herrn Schmidt, dass er durch dieses Mittel viele Wechselfieberkranke glücklich hergestellt habe, stimmen ganz mit den Nachrichten überein, die ich hierüber von mehreren Sachkundigen aus der dortigen Gegend eingezogen habe. Unter diesen von Herrn Schmidt und seinem Vater glücklich Geheilten befinden sich mehrere, welche schon seit einer Reihe von Jahren von diesem Fieber hergestellt wurden, und dennoch bis zu diesem Augenblick die beste Gesundheit geniessen.

[Es folgen nun zum Schluss eine Anzahl beglaubigter Atteste über den Gesundheitszustand solcher Personen, die vor Jahren eine Arsenkur durchgemacht hatten, um zu beweisen, dass bei diesen Leuten in der That kein bleibender Nachtheil zurückgeblieben sei.]

3. Die von Isnard mitgetheilten Beobachtungen über Wirkungen des Arseniks bei der Tuberculose.

1. Nicht dauernd geheilte Fälle.

1. Beobachtung[1]). C. B. 31 Jahre alt (Juni 1862.) Seit seinem 15. Lebensjahr mit meist heftigen und häufigen Anfällen von Asthma behaftet. — Vor 12 oder 15 Monaten verschwindet diese Krankheit plötzlich, und sofort tritt Lungentuberculisirung an ihre Stelle. Man sieht hier offenbar den gegenseitigen Antagonismus zwischen einer Neurose und einem intercurrenten organischen Leiden und besonders zwischen dem Asthma und der Phthisis. Von da ab macht die letztere bei B . . . unaufhörliche Fortschritte. Bei meinem ersten Besuche am 19. Juni zeigt sie sich in folgendem Zustande.

Sie hat das letzte Stadium erreicht. Die Lungen sind voller Tuberkeln in verschiedener Entwicklung. Man erkennt hier und da blasiges und schleimiges Rasseln, feuchtes Knattern, Schnurren; starke Beklemmung, unmässiger, eitriger Auswurf und Husten. Die erloschene Stimme und Schmerz verrathen das Vorhandensein von Geschwüren im Larynx. Unüberwindlicher Widerwille gegen Nahrung, deren kleinste Menge die Dyspnoe vermehrt. Alte hartnäckige und quälende Verstopfung; äusserste Abmagerung, Marasmus; die Kräfte sind so gesunken, dass der Kranke im Bette bleiben muss. Hektisches Fieber, das täglich um 3 oder 4 Uhr Nachmittags wiederkommt und bis zum andern Morgen dauert; Nachtschweisse, abmattende Schlaflosigkeit.

[1]) Der therapeutische Gebrauch des Arseniks gegen die Krankheiten des Nervensystems von Ch. Isnard, übersetzt von Le Viseur (Erlangen 1867). Seite 136.

Den 19. Juni. Dreizehn Milligramm Arsenik von Anfang an, zehn Tage lang, dann nur ein Centigramm täglich bis zum Ende des Juli.

Am folgenden Tage kommt der Anfall erst gegen die Mitte der Nacht; seine Dauer ist im ganzen auf die Hälfte zurückgegangen. Darauf wird er täglich schwächer und bleibt zu Ende der Woche gänzlich aus.

Den 28. Juni. Kein Fieberanfall und keine Nachtschweisse mehr. Die bisher unruhigen Nächte sind jetzt ruhig und gut. Der Puls behält eine gewisse, der vorgeschrittenen Phthise eigenthümliche Frequenz bei; aber die Haut ist frisch und weich. Die Dyspnoe, der Husten und der Auswurf sind vermindert. Der seit einigen Tagen angeregte Appetit fängt an lebhaft zu werden. Der Genuss von Speisen vermehrt die Beklemmung nicht mehr. Die Verstopfung ist beseitigt; täglich erfolgt ein natürlicher Stuhlgang. Die Kräfte kehren wieder; der Kranke hat schon mehrere Male aufstehen und heute hat er einige Schritte ausser dem Hause machen können.

Im Juli verbessern sich noch weiter die örtlichen Symptome, die Beklemmung, der Husten und vornehmlich der Auswurf. Die Innervation und die Nutrition treten noch mehr hervor. B. erlangt in bemerkenswerthem Grade wieder die Kräfte, die Körperfülle und Frische; er macht alle Tage mit Leichtigkeit Spaziergänge von 2 Kilometer und selbst mehr. Die Krankheit ist sichtlich zurückgewichen. Vier Monate bestand jetzt die verhältnissmässig sehr befriedigende Gesundheit, als zu Ende October das Uebel wieder in Gang kam und zwei Monate später den Kranken tödtete.

2. Beobachtung. Frau J., 45 J., erschöpft von einer gewöhnlich das Maass überschreitenden Arbeit und durch allzulanges Säugen ihrer zahlreichen Kinder, besonders des letzten, leidet seit drei oder vier Jahren an langsam entwickelter Lungenphthise.

Am 15. Juni 1862 befindet sie sich in folgendem Zustande:

In beiden Lungen sehr zahlreiche in Eiterung begriffene Tuberkeln, Cavernen, fast beständiger quälender Husten, sehr zahlreicher purulenter Auswurf, bedeutende Dyspnoe, hektisches

Abendfieber und Nachtschweisse, völlige Appetitlosigkeit, äusserste Abmagerung, Marasmus. Die Kranke muss aus Kraftlosigkeit das Bett hüten. Alte Hypertrophie des Herzens.

Vom genannten Tage an täglich ein Centigramm acid. ars. nur einen Monat lang fortgesetzt.

Den 20. Juni. Der Appetit erwacht, und die Kranke isst schon Fleisch, selbst mit Vergnügen.

Den 26. Juni. Der Auswurf ist geringer, Tag und Nacht gleich selten, nur des Morgens stärker, wo auch der Husten sich vermehrt; die übrige Zeit fehlt er fast gänzlich. Viel weniger Dyspnoe. Lebhafte Esslust. Wiederkehr der Kräfte. Die Kranke hat heute sich vor dem Hause aufhalten können.

Den 10. Juli. Die örtliche und allgemeine Besserung macht immer Fortschritte. Der Husten, die Athembeschwerden und der Auswurf vermindern sich immer mehr, der letztere ist viel weniger eiterartig. Der Puls ist nicht mehr frequent. Frische der Haut. Selbst des Nachts kein Fieber. Der Appetit bleibt sehr energisch, die Assimilation geht gut von Statten. Der Körper rundet sich. Die Kräfte wachsen. Tägliche Leibesübung. Der ganze Organismus scheint endlich dem Leben wiedergegeben zu sein.

Dieses Wohlbefinden dauert bis zu Ende September fort. Da erscheinen die Symptome der Phthisis wieder. Keine specielle Behandlung mehr. Der Organismus geht seiner Auflösung entgegen; der Tod erfolgt im nächsten November.

3. Beobachtung. Frau D., 48 J., leidet seit 15 Monaten an Lungenphthise, gegen welche verschiedene Mittel beharrlich, aber ohne Erfolg angewendet worden sind: Leberthran, Kalium jodatum, ferrum jodatum, Tolubalsam, Theer etc.

Die Krankheit hat ihren unglücklichen Fortgang gehabt, und ist heute, den 24. April 1863, auf folgender Stufe: Erweichte Tuberkeln und Cavernen. An der Spitze der linken Lunge, besonders aber an der Spitze und in der Mitte der rechten gibt die Auscultation ausgebreitetes Rasseln und sehr deutliches cavernöses Blasen zu erkennen. Hartnäckiger und anstrengender Husten, sehr reichlicher, eitriger Auswurf, Dyspnoe, Appetitmangel, Abmagerung, Kraftlosigkeit; hektisches Fieber mit Nachtparoxysmen und Schweissen. Verzehrung.

Vierzig Tage ein Centigramm acid. ars. täglich.

Den 15. Mai. Besserung. Der Appetit erwacht: das Fieber gemässigt, macht keine Paroxysmen mehr; Schweiss fast null; bessere Nächte; der Husten und der Auswurf verringert und des Morgens noch häufig.

Anfangs Juni weitere Besserung. Appetit lebhaft und regelmässig; die Nutrition und die Kräfte befestigen sich; täglich mässige Leibesübung; Beklemmung nur in den Augenblicken zu starker Anstrengung; kein Fieber; frische Haut; keine Nachtschweisse; leichter Husten mit gewöhnlich sehr vermindertem, schleimigem und sehr selten eitrigem Auswurfe.

In diesem guten Zustand bleibt die Kranke bis zu Ende September. Von da ab nimmt die Tuberculisirung wieder ihren langsam aufreibenden Gang an, indem die örtlichen und allgemeinen Symptome sich anhaltend verschlimmern. Die Arsenikbehandlung wird nicht wieder aufgenommen. Der Tod erfolgt den 10. December.

2. Dauernd geheilte Fälle.

1. Beobachtung [1]). S., 45 J.; seit mehreren Monaten lungensüchtig. Man sieht hier wieder den beschleunigenden Einfluss, den übermässige Arbeit, Entbehrungen und Armuth auf den Verlauf der Krankheit ausüben und vornehmlich die wichtige Rolle der Heredität bei derselben; es sind nämlich mehrere Mitglieder der Familie, unter anderem die Mutter dieses Kranken an Phthisis gestorben.

Erstes Krankenexamen am 27. August 1862. Beide Lungen sind ungleich von Tuberkeln ergriffen; links nehmen diese die ganze obere Lungenhälfte ein, rechts sind sie auf die Lungenspitze beschränkt. Sie sind in grosser Ausdehnung erweicht. Die Percussion zeigt den dumpfen oder den vollständig matten Ton, die Auscultation an mehreren Punkten feuchtes Knistern, besonders links, wo man ausserdem ein sehr starkes Rasseln hört.

[1]) A. a. O. S. 142.

Fast fortdauernd Husten, eiteriger und sehr reichlicher Auswurf; Dyspnoe. Appetit- und Kraftmangel, beträchtliche Abmagerung. Hektisches Fieber mit Abendexacerbationen und Nachtschweissen.

Behandlung: ein Centigramm Acidum arsenicosum.

In 8 oder 10 Tagen sehr merkliche Besserung, zuerst in den allgemeinen Symptomen, als Fieber, nächtlichen Paroxysmen und Schweissen, welche nach und nach weichen, im Appetit und in den Kräften, welche wachsen; demnächst in den örtlichen Symptomen, als Husten und Auswurf, welche sich mässigen.

Den 20. September. Die Lage ist noch günstiger geworden. Nur die Kräfte nehmen langsam zu, obgleich der Appetit stark und die Verdauung gut ist. Der matte Ton erhält sich in beiden Lungen.

Gegen die Mitte Oktobers ist der Gesundheitszustand sehr befriedigend. Appetit, Kräfte und Körperzunahme, normale Färbung der Haut. Der einfach schleimige Auswurf ist beinahe verschwunden und hört später ganz auf. Während anstrengender Körperthätigkeit ist noch eine leichte Beklemmung vorhanden. Der Arsenik wird ausgesetzt. Der Kranke geht bald wieder zu seiner Arbeit. Seit dieser Zeit, bis zum heutigen Tage (1864) ist er ununterbrochen gesund geblieben.

2. Beobachtung. — M. G., 19 J., (1863); zart und lymphatisch. Ihre Mutter ist kürzlich an der Phthisis gestorben. Seit einem Jahre verheirathet. Glückliche Niederkunft am 23. März. Versucht das Kind zu säugen, muss aber nach einem Monat davon abstehen, weil schnelle Abmagerung, Erschöpfung, Husten und Entkräftung eintreten.

In welchem Zustand die Lungen dieser jungen Frau während der Schwangerschaft gewesen sind, kann ich nicht sagen, da ich die Schwangere nicht gesehen habe; sehr wahrscheinlich aber bestanden schon damals Tuberkeln, wenigstens latent, deren Entwicklung nach der Niederkunft und unter dem Einflusse des Säugens mit Beschleunigung erfolgt ist.

Sei dem, wie ihm wolle, bei meinem ersten Besuche, am 30. April, fand ich bei der Kranken eine sehr vorgeschrittene Phthisis. Die beiden Lungen enthielten zahlreiche Tuberkeln in verschiedener Entwicklung und hier und da auf dem Wege zur Erweichung. Matter Ton, feuchtes Knistern, grobblasiges Schleimrasseln. Fast fortdauernder Husten, eitriger Auswurf im Ueberflusse, Beklemmung, Appetit- und Kraftlosigkeit, Durchfall, Anämie, ausserordentliche Blässe, Magerkeit, Marasmus, Schlaflosigkeit, hektisches Fieber mit Exacerbationen und Nachtschweissen.

Behandlung: ein Centigramm Arsenik den Tag, fortgesetzt bis zu Ende Juni.

Den 10. Mai. Das Fieber ist nicht mehr continent; die Haut des Morgens weich und frisch; die Abend-Paroxysmen und die Nachtschweisse sind viel geringer. Schlaf. Rückkehr des Appetits. Keine Diarrhöe mehr; weniger Husten und Auswurf.

Von da an sieht man jeden Tag einen neuen Fortschritt, der langsam, aber sicher zur Genesung führt. Die Nutrition befestigt sich; mit der Verbesserung und Minderung des Auswurfs tritt auch Husten und Beklemmung zurück. Wiederkehr der Kräfte. Alle Verrichtungen kommen wieder in ihren natürlichen Gang, und gegen Ende Juni ist die Kranke, deren Leben einen Augenblick in so grosser Gefahr gewesen, ihrer vollständigen Wiederherstellung nahe.

Gegenwärtig (Juni 1864) besteht ihr Wohlsein fort; Körperfülle, Thatkraft und Frische.

3. Beobachtung. T., 21 J. In seiner Familie herrscht gleichzeitig Tuberculose und Rheumatismus. Seine Mutter wird gegenwärtig eine Beute der Lungenphthisis, nachdem sie zwei Schwestern an derselben Krankheit verloren hat. Sein Vater, der, so lange er lebt, rheumatisch war, ist mager, welk, kachektisch. Fast alle seine Gelenke haben eine Verunstaltung erhalten.

Bis in die letztere Zeit bot T., sehr gut entwickelt, den Schein einer ungestörten Gesundheit dar, im Winter jedoch war er hartnäckigen Lungen-Katarrhen ausgesetzt. In der ersten Hälfte des Jahres 1861 wird der obere Theil seiner linken Lunge tuberculisirt. Es folgt nach und nach wiederholtes Blutspeien, darauf ein anfangs trockener, dann schleimiger und eitriger Husten. Beklemmung. Schmerzen und dunkles vesiculäres Murmeln auf der Höhe und der Seite des Thorax; an der Lungenspitze hauptsächlich matter Ton, rauhes und bronchiales Athmen und Schleimrasseln; ein wenig tiefer grobes, feuchtes Knistern, endlich cavernöses Blasen, also die Zeichen von Erweichung der Tuberkeln und von Cavernenbildung zugleich. Die linke Lungenbasis und die ganze rechte Lunge sind völlig unverletzt, da ist überall normale Sonorität und Elasticität der Brustwände und vollkommenes vesiculäres Murmeln vorhanden.

Behandlung: fliegende Blasenpflaster, Belladonna, Digitalis, Leberthran, Jodkalium.

In der Mitte Juli ist der örtliche und der allgemeine Zustand gebessert; Husten und Auswurf sind verringert, aber die Beklemmung bleibt, desgleichen die Magerkeit und die Schwäche, trotz der Wiederkehr der Esslust.

Den 20. September. Die noch immer ausschliesslich auf die linke Lunge beschränkte Phthisis nimmt plötzlich eine acute Form an. Neuer Ausbruch von Tuberkeln, welche sich jetzt weiter als die früheren ausbreiten; wahrscheinlich entwickeln sich auch alte, in den letzteren Monaten latent gebliebene Tuberkeln, geben sich auf einmal zu erkennen und erweichen gemeinschaftlich.

Plötzliche und heftige Schmerzen in der linken Brust; hartnäckiger und sehr abmattender Husten mit gemässigtem Schleimauswurfe, besonders aber kurze Respiration und äusserste Beklemmung; starke Reaction, Kopfschmerzen, heftiges Fieber; 120 Pulsschläge in der Minute. Im übrigen muss man von den Respirationsbeschwerden, der Abwesenheit eines vesiculären Geräusches, von der fehlenden Elasticität der Brustwand, dem dunkeln und selbst matten Schalle, von diesen über die ganze Lunge sich erstreckenden Zeichen offenbar urtheilen, dass die noch von Tuberkeln verschonten Theile des Lungengewebes hepatisirt seien. Dies bestätigt die Regel. Man weiss, wie häufig die Pneunomie bei der acuten Phthisis vorkommt und wie ausgebreitet sie vornehmlich dann ist, wenn sie nur eine Lunge einnimmt. Allein dies ist in diesem Falle nicht die einzige Complication; wir werden daraus bald eine neue, in ganz anderer Weise gefährliche und merkwürdige sich entwickeln sehen; ich meine einen pleuritischen

Erguss; die Pleuritis selbst gesellt sich oft zu der Phthisis; noch ganz unbemerkt, offenbart sie sich schnell durch die hervorstechendsten Zeichen.

Behandlung: Fliegendes Blasenpflaster, Stibium oxydatum album, zehn Gramm in Mixtur, Belladonna.

Den 26. September. Die Symptome haben nach und nach eine remittirende Form angenommen. Sehr mässig am Tage, erlangen sie zwischen 3 Uhr Abends und dem andern Morgen eine äusserste Intensität. Der Husten kommt dann fast fortdauernd in convulsiven Stössen, und der Auswurf vermehrt sich. Frost, dann gesteigerte Hitze, worauf profuse, auf den Hals, die Brust und die Hände beschränkte Nachtschweisse folgen. Die Abmagerung hat sehr schnelle Fortschritte gemacht. Das vorherrschende und wahrhaft gefährliche Symptom ist aber die stets wachsende Athemnoth.

Vom 26. ab werden alle Morgen zwischen 3 und 10 Uhr zwei Centigramm Acidum arsenicosum in refracta dosi gereicht.

Die Remittenz modificirt sich bald und hört am vierten Tage auf. Alle Zufälle sind geringer, mit Ausnahme der Pulsfrequenz (115) und der Dyspnoe, welche allein zu der allgemeinen Milderung nicht im Verhältniss stehen. Nun tritt die Tinctura digitalis in grosser Gabe an die Stelle des Arseniks und führt bald die Herzbewegung zu ihrem normalen Rhythmus zurück, wodurch das heftige Arbeiten der Lungen gemässigt wird.

Den 9. October. Es sind bedeutende Veränderungen vorgegangen. Die Phthisis hat ihren Gang verlangsamt: die acute hat sich in die chronische Form verwandelt. Husten mit profusem eitrigem Auswurf. Beklemmung wie früher. Nachtschweisse. Rapide Hinfälligkeit, äusserste Magerkeit; Marasmus. Blasses, verschmachtendes Aussehen. Einsinken der Augen. Schwacher und langsamer Puls; Appetitlosigkeit, gänzlicher Kraftmangel, allgemeine Atonie, kachektischer Zustand.

Ich kehre zum Arsenik zurück: ein Centigramm täglich, um allmählich die Innervation und Nutrition aufzurichten.

Den 13. October. Schon erwacht der Appetit, der Kranke kann das Bett verlassen.

Am 16. ist der Appetit lebhaft; die Kräfte finden sich ein, die Physiognomie belebt sich wieder.

Den 19. October. Befriedigender Zustand. Die meisten Functionen gehen gut von statten. Gieriger Appetit, gute Verdauung. Fortschritt an Kraft und Körperfülle. Schlaf. Zehn Tage haben zur Umwandlung der Innervation und zu so schnellem Erfolge genügt.

Den 25. October. Die Constitution festigt sich mehr und mehr. Die örtlichen und allgemeinen Zeichen der Lungentuberculose lassen, indem sie verschwinden, diejenigen, welche bisher von ihnen beherrscht und verdunkelt wurden, nämlich die des pleuritischen Exsudates, täglich deutlicher ins Auge fallen. Die letzteren nehmen von jetzt an die ganze Aufmerksamkeit in Anspruch und verdecken nun ihrerseits die physicalischen Zeichen des Lungenleidens. Daher auf der ganzen linken Seite der Brust vollkommen matter Ton, fast vollständige Verdeckung des Respirationsgeräusches; kein Ziegenmeckern; nur während der starken Inspirationen hört man dunkel an dem mittleren und hinteren Theil der Lunge ein grobes feuchtes Knistern. Husten und Auswurf viel geringer. Die frequentere Respiration hat 25 Inspirationen in der Minute. Keine Beklemmung als bei Ermüdung und beim Aufwärtssteigen. Der Puls ist seit dem Aussetzen der Digitalis nach und nach auf 100 und 115 Schläge gestiegen. Nichts destoweniger ist die Haut weich und frisch. Tag und Nacht weder Hitze, noch Schweiss. Die rechte Lunge ist immer frei.

Behandlung: ich gehe wieder zur Digitalis zurück. Der Gebrauch des Arseniks soll zu Ende Octobers unterbrochen werden.

Den 30. November. Die allgemeine Gesundheit ist vollkommen. Das ist eine für die Zukunft gewonnene Thatsache. Nutrition regelmässig, Appetit, Körperfülle, frische und wohlgefärbte Haut, Schlaf, Muskelkraft. Der Kranke kann, ohne zu ermüden, auf ebenem Boden mehr als zehn Kilometer gehen.

[Die weiteren Angaben Isnard's in diesem Falle beziehen sich noch auf den Verlauf des pleuritischen Exsudates, der ebenfalls ein günstiger war.]

www.ingramcontent.com/pod-product-compliance
Lightning Source LLC
LaVergne TN
LVHW042243300926
849161LV00003B/450